Fach-
ratgeber
Klett-Cotta

HILFE AUS EIGENER KRAFT

HANNE SEEMANN

Mein Körper und ich – Freund oder Feind?

Psychosomatische Störungen verstehen

Klett-Cotta

Klett-Cotta
www.klett-cotta.de

Printed in Germany
Titelbild: © Beau Lark/Corbis
Bilder innen: S. 12 © una knipsolina/photocase.com, S. 42 © Rui Vale de Sousa/Fotolia.com, S. 86 © mys/photocase.com
Gesamtgestaltung: Weiß-Freiburg GmbH – Graphik & Buchgestaltung
Gedruckt und gebunden von Kösel, Krugzell
ISBN 978-3-608-86035-1

Dritte Auflage, 2014

Bibliografische Information der Deutschen Nationalbibliothek
Die Deutsche Nationalbibliothek verzeichnet diese Publikation in der Deutschen Nationalbibliografie; detaillierte bibliografische Daten sind im Internet über http://dnb.d-nb.de abrufbar

Schnelleinstieg

Inhalt

Vorwort

Das Seelische hat eine unmittelbare
Entsprechung im Körper.
Hans-Peter Dürr, Wir erleben mehr, als wir begreifen

Vor 12 Jahren kam das Buch »Freundschaft mit dem eigenen Körper schließen. Über den Umgang mit psychosomatischen Schmerzen« in der Reihe »Leben lernen« heraus (Seemann 1998). Es hat seither eine breite Leserschaft gefunden, nicht nur unter den Ärzten und Psychotherapeuten, die Schmerzpatienten behandeln. Es hat auch vielen Patienten geholfen, ihre »unerklärlichen« Symptome zu verstehen und wieder loszuwerden – indem sie sich aufmachten, mit ihrem Körper, und das heißt letztlich mit sich selbst, in gutem Einvernehmen zu leben.

In diesen Jahren habe ich selbst sehr viel mehr therapeutische Erfahrungen gesammelt und dabei das psychosomatische Konzept, das der Behandlung funktioneller Störungen zugrunde liegt, weiter präzisiert, sodass es nun leichter zu verstehen und zu handhaben ist.

Insofern fühle ich mich ermutigt, mich mit diesem Ratgeber direkt an betroffene Patienten zu wenden. Auch deshalb, weil es sich gezeigt hat, dass die »eigentliche« Therapie von den Betroffenen selbst getan wird – wir Professionellen können sie nur beraten und ein wenig an die Hand nehmen. Das will dieser Ratgeber tun. Auch beschränkt sich der »gute Rat« nun nicht mehr nur auf psychosomatische Schmerzen, sondern kann auf alle möglichen – auch auf die eigentlich unmöglichen – funktionellen Störungen angewendet werden. Das Vorgehen ist einfach zu verstehen, was man von den Symptomen meist nicht behaupten kann, und immer nützlich: was ich weiter unten erklären werde.

Psychosomatische Störungen – ich verwende den Begriff synonym zu funktionellen Störungen bzw. Symptomen – sind immer ein Hinweis darauf, dass mit dem Lebensweg, den einer gerade geht, etwas nicht stimmt. Dass man vielleicht ein wenig vom *eigenen* Pfad abgekommen oder schon eine ganze Weile völlig in die Irre gegangen ist, ohne es selbst zu merken. Die meisten Menschen, jung oder alt, gehen in ihrem Leben tapfer voran, oftmals nach dem Motto: »Da musst du durch!«, wenn es gerade mal wieder nicht ganz einfach ist. Sie haben gar keine Zeit zu merken, dass es vielleicht gar nicht mehr ihr eigenes Leben ist, das sie da leben (müssen). Da hat der Organismus, der ja »seinen« Menschen, mit dem er zusammenlebt, gut kennt, gar keine andere Wahl, als ihm ein Symptom zu schicken, das ihn empfindlich stört, das sein Weitergehen unterbricht, das ihn aufmerksam macht und, wenn es sein muss, einen Richtungswechsel erzwingt.

In diesem Sinn lade ich Sie ein, mithilfe dieses Ratgebers wieder Freundschaft mit Ihrem Körper zu schließen, sodass er seine vermeintlich feindlichen Attacken aufgeben kann und Sie beide über kurz oder lang wieder in gutem Einvernehmen durch das Leben wandern.

Allen meinen Patienten, die sich (zu)getraut haben, diesen Weg zu gehen, den Ärzten und Psychotherapeuten, die ihre Patienten in diesem Sinn beraten haben, und denen, die mir Rückmeldung und Ermutigung gegeben haben, danke ich sehr. Die Geschichten, die Patienten von sich erzählt haben und die ich – ein wenig verändert – weitererzähle, machen den eigentlichen Inhalt dieses Buches aus. Sie sind das Ergebnis einer Sichtweise auf gelingendes Leben, von der es sich lohnt zu lernen. Denn, wie mein sehr geschätzter Kollege Burkhard Peter zu sagen pflegt: Als Psychotherapeuten sollten wir dafür sorgen, dass unsere Patienten sich selbst eine akzeptable oder sogar gute Geschichte über ihr Leben erzählen können.

Danken will ich auch und nicht zuletzt meiner Lektorin Dr. Christine Treml, die mich all die Jahre wohlwollend begleitet hat und auf deren kritischen Blick ich mich immer verlassen konnte – dafür bin ich ihr außerordentlich dankbar.

Heidelberg, im Herbst 2010

Einführung

Dies ist ein Handbuch für Patienten und solche, die es nicht werden wollen. Auch für Eltern, Lehrer, Ärzte, Psychotherapeuten, die dafür Sorge tragen möchten, dass die ihnen Anvertrauten rechtzeitig merken, wann ein Richtungswechsel auf ihrem Lebensweg, oder auch nur in ein paar kleineren Aspekten ihres Lebens, angesagt wäre. Aufmerksamkeit ist also gefordert. Wohin, worauf? Auf den Körper, in dem sich die Symptome – die psychosomatischen bzw. funktionellen Störungen, um die es hier geht – abspielen. Sie heißen zu Recht psychosomatisch, weil die Psyche – was immer das sein mag – ein Wörtchen dabei mitzureden hat. Die meisten Leute irritiert es, wenn der Begriff *psycho*somatisch fällt. Denn erstens fühlt sich das Symptom überhaupt nicht psychisch an – im Gegensatz zu Panik, Angst, Trauer, Glück –, sondern ganz und gar körperlich. Ja, es tarnt sich geradezu wie ein *echtes* Körpersymptom und ist von einem solchen auch erst einmal nicht zu unterscheiden. Außerdem sind die Übergänge fließend, und kein Mensch weiß definitiv, ob hinter Kopfschmerzen, Rückenschmerzen, Hautausschlag, Neurodermitis, Haarausfall, Halsschmerzen usw. körperliche oder psychische Ursachen stecken.

☞ *Wie bei Sylvia. Sie war damals, als ich sie sah, 13 Jahre alt – und sie fiel von einer Ohnmacht in die andere. Wobei man nicht einmal definitiv von Ohnmacht sprechen konnte – niemand wusste, was da los war, sie fiel einfach öfter mal um. Meistens morgens in der Schule, auch, wenn sie mit ihren Freundinnen unterwegs war, auch in der Familie. Sie hatte zwei Geschwister, einen jüngeren Bruder, eine ältere Schwester – beide, wie man so sagt, »unauffällig«. Sie hatte eine Mutter, die in einem Wirtschaftsunternehmen an bedeutender Position arbeitete, und einen Familien-Vater, der zu Hause war. Beide Eltern waren »Akademiker«, was der behandelnde Arzt, der mir Sylvia zuwies, mit einem inneren*

Kopfschütteln anmerkte: Er, selbst Akademiker, konnte sich wohl nicht so recht vorstellen, wie ein Mann dieses Bildungsstatus Hausmann sein mochte. Dabei war das in dieser »symptomatischen« Zeit ein Glück! Der Vater konnte es sich leisten, morgens, während seine Tochter im Klassenzimmer saß, draußen vor der Tür zu sitzen. Wenn sie mal wieder – was mehrmals in der Woche oder sogar mehrmals am Vormittag vorkam – umgefallen war und also nicht saß, sondern dalag, konnte man ihn rufen. Er trug sie hinaus, wartete, bis sie zu sich gekommen war und wieder hineingehen konnte. Das verhinderte, dass der Unterricht längere Zeit unterbrochen war, dass der Notarztwagen gerufen werden musste, dass Sylvia im Krankenhaus wieder und wieder durchgecheckt wurde. Das hatte schon viele Male stattgefunden und ***nichts*** *ergeben. Keine Kreislaufstörung, keinen epileptischen Anfall, keine neurologischen Erklärungen – eben* ***nichts****. Deshalb also zum Psychologen mit der Frage: Handelt es sich hier etwa um eine psychosomatische Störung? Ja, davon sollte man ausgehen.*

Die Geschichte erzähle ich später weiter.

So gehen die Wege immer und so sollen sie gehen: Zuerst müssen mögliche körperliche Ursachen abgeklärt werden – und das dauert leider so seine Zeit. Weil, wie oben schon gesagt, das Symptom sich »tarnt«, als wäre es körperlich. Es ist ja auch körperlich: Der Körper inszeniert es, und mit körperlichen Symptomen kennt sich der Körper eben gut aus – so einfach ist das. Für den Körper. Nicht jedoch für die betroffene Person, die zunächst einmal irritiert ist und Angst bekommt, und auch nicht für den diagnostizierenden Arzt, der nur eine sogenannte Ausschlussdiagnose stellen kann – indem er körperliche Ursachen ausschließt.

Früher hat man es damit bewenden lassen, indem der Arzt sagte: Sie haben nichts, machen Sie sich keine Sorgen, treten Sie vielleicht ein bisschen kürzer, körperlich ist alles in Ordnung, achten Sie nicht weiter darauf usw. …

Das war ein schlimmer und gleichzeitig widersinniger Fehler. Denn wie sich zeigen wird: Wenn man eine psychosomatische Störung nicht beachtet, wird sie schlimmer oder es kommen noch andere hinzu. Was sagt uns das? Nicht wegschauen – hinschauen!

Deshalb soll als erstes erklärt werden, was das ist: eine psychosomatische Störung und wie man sie verstehen und beantworten kann. Das nimmt den ganzen ersten Teil des Buches ein.

Im zweiten, spezielleren Teil gehe ich auf Besonderheiten ein, aus denen sich dann auch besondere Schlüsse für den Umgang mit einer solchen Störung ziehen lassen. Wenn Sie ein Patient, eine Patientin sind, dann können Sie sich in diesem Teil denjenigen Abschnitt heraussuchen, der auf Ihre Beschwerden am besten zutrifft.

Oder sie blättern gleich weiter zum Schluss: zum Lebensbogen. Der geht wieder jede und jeden etwas an.

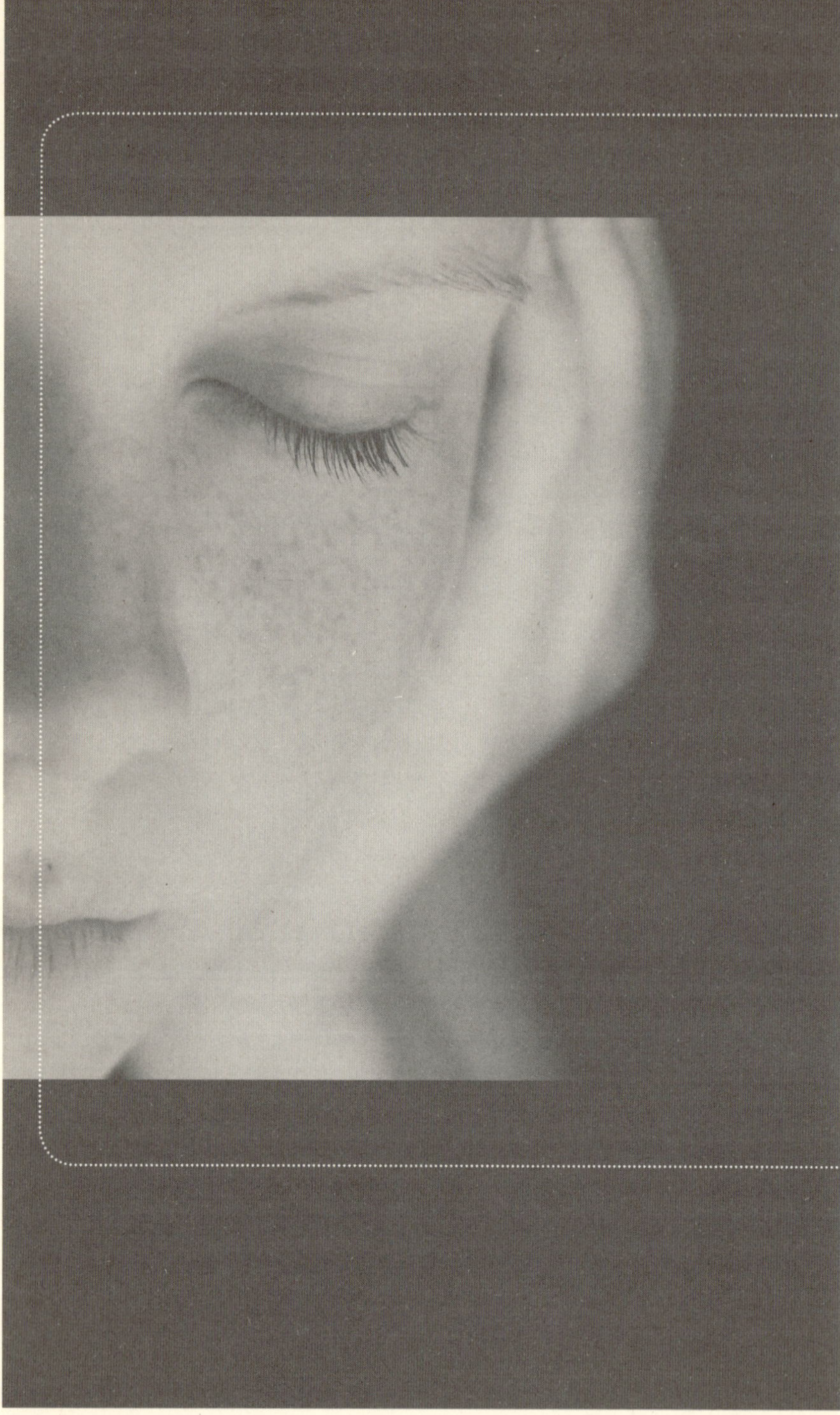

TEIL I:
Allgemeine Erklärung und Beratung

1. Eine psychosomatische Störung – was ist das?

Wenn es keine *echte* Körperstörung ist, sie sich aber körperlich bemerkbar macht, man sie nicht sehen (Röntgen, Ultraschall, EEG, EKG, MRT, CT etc.) und nicht analysieren (Laborwerte) kann, wie kann man ihr dann beikommen? Indem man zuallererst einmal akzeptiert, dass nur der betroffene Mensch einen Zugang zu ihr hat: Er kann sagen, wie es ihm geht, und diejenigen, die er deswegen um Rat fragt, sollten zuhören und ihm oder ihr Glauben schenken. Denn Menschen, die etwas haben, was keiner versteht, fühlen sich nicht selten als Simulanten verdächtigt oder vermuten selbst, sie wären nicht ganz normal im Kopf.

Man nennt die psychosomatischen Störungen auch funktionell. Damit ist gemeint, dass körperliche *Funktionen* gestört sind – in den körperlichen *Strukturen* ist nichts kaputt, worüber man sich schon mal freuen kann. Aber dem betroffenen Menschen geht es schlecht.

Es stimmt zwar, dass eine funktionelle Störung einen Menschen nicht umbringt, wenigstens nicht gleich – weshalb sich die Medizin lange Zeit nicht damit abgeben mochte. Sie zerstört aber längerfristig die Lebensfreude, das Wohlbefinden, die Schaffenskraft, die Lust am Dasein – weshalb es sehr wichtig ist, sich mit ihr zu befassen, zumindest für die, die davon betroffen sind, und das ist meist auch das soziale und familiäre Umfeld.

Wenn man eine Sache nicht dinglich zu fassen kriegt, wenn es auf die Frage: *Eine psychosomatische Störung – Was ist das?* keine vernünftige Antwort gibt, wenn man allenfalls sagen kann, was sie *nicht* ist: nämlich nicht organbedingt, dann sollte man die Frage anders stellen. Dann ist es am besten zu fragen, welchen Sinn, welche Funktion sie hat, und schon wird die Angelegenheit einfach und durchsichtig: Eine funktionelle bzw. psychosomatische Störung hat den Sinn bzw. die Funktion, den Menschen, der sie hat, *zu stören*. Sie erzwingt Aufmerksamkeit. Sie sagt: *Schau her, hier stimmt etwas nicht!*

2. Was wollen die Symptome sagen – und zu wem?

Psychosomatische Symptome finden im Körper statt, der Körper ist ihr Austragungsort, man könnte auch sagen, die Bühne, auf der die Störung sich zeigt. Ihr Regisseur ist die Psyche. Ihr Adressat ist die Person, die in dem Körper wohnt. Sie ist angesprochen, sie soll hören, verstehen und antworten. Das mutet zunächst einmal seltsam an, weil wir denken, wir seien eine Einheit – manche sagen Ganzheit –, ein Individuum, was so viel heißt wie: unteilbar.

Das trifft zu, solang alles in Ordnung ist. Dann nämlich spielen alle Funktionen – es sind unendlich viele – in einem komplexen Netzwerk zusammen, und es stellt sich gar nicht die Frage: wer bin ich – und wenn ja, wie viele? Das nennt man Gesundheit – wenn alles in Ordnung ist –, ein Wohlbefinden, das sich nicht durch eine »laute« Symptomatik kundtut, sondern einen unauffällig begleitet und tun lässt, was man möchte, weshalb der große Heidelberger Philosoph Hans-Georg Gadamer (1993, S. 144) von der »Verborgenheit« der Gesundheit gesprochen hat. »Trotz aller Verborgenheit kommt sie aber in einer Art Wohlgefühl zutage, und mehr noch darin, dass wir vor lauter Wohlgefühl unternehmungsfreudig, erkenntnisoffen und selbstvergessen sind und selbst Strapazen und Anstrengungen kaum spüren – das ist Gesundheit.«

Gesundheit könnte man auch vergleichen mit einem sehr großen Orchester, das scheinbar mühelos oder gar virtuos seine Musik spielt. Man hört sie, aber ihre »Herstellung« ist gewissermaßen verborgen – sie gelingt nur im Zusammenspiel. Auch bei einem Orchester spricht man von einem Klang-*Körper*. Da sind die einzelnen Stimmen aufeinander bezogen, kommunizieren miteinander, stimmen sich miteinander ab – ein Spiel eben.

Wenn da einmal ein einzelnes Instrument, nehmen wir an, die Flöte, im Tempo nicht mehr mitkommt oder falsche Töne spielt oder nicht mehr weiß, wo die Musik spielt, und einfach mal aussetzt, dann bemerkt man das vielleicht gar nicht – die Flöte setzt ein bisschen später wieder ein und alles geht weiter. Oder aber das ganze instrumentale Umfeld erschrickt, kippt weg, hört auf zu spielen, und, wenn das ein gewisses Ausmaß erreicht, dann muss abgeklopft und neu eingesetzt werden.

Ähnlich ist es im Körper des Menschen: Das geglückte Zusammenspiel von Zellen, Organen, Muskeln, Hormonen vermittelt uns das Gefühl von ungestörter Einheit. Wenn aber eine Funktion gestört ist, dann sagen wir: Mein Rücken oder mein Kopf tut mir weh. Meine Beine tragen mich nicht, wohin ich gehen will. Mein Gehirn gehorcht mir nicht – es rückt den Namen nicht heraus, den ich gerade brauche. Meine Schulter verweigert mir das Fensterputzen, obwohl es doch so nötig wäre.

Dann spürt man, dass man einen Rücken, einen Kopf, Arme und Beine *hat*. Da sind wir plötzlich zu zweit: Mein Körper und ich. Der Körper meldet sich – unangenehm. Wenn er vermeldet, dass er sich wohlfühlt, achten wir oft nicht darauf – außer, wir bezahlen gerade viel Geld für ein Wellness-Wochenende. Nun aber schickt er uns eine Botschaft, auf die wir achten *müssen*, weil sie uns stört, und zwar an der Stelle, die wir gerade am wenigsten brauchen können. Die Symptome sagen nämlich: So geht es nicht weiter! Und genau das ist die Botschaft: innehalten!

Die meisten Leute erschrecken in diesem Moment und denken: Was habe ich falsch gemacht? Und das ist der zweite Fehler – nach dem Weggucken –, den sie an dieser Stelle machen können: Denken Sie also in eine andere Richtung. Und zwar konsequent!

Wir machen nämlich dauernd etwas falsch, wir können gar nicht alles richtig machen, und wenn wir das Symptom mit einem bestimmten Fehler in Zusammenhang bringen: Wer sagt uns, dass es der *richtige* Fehler ist und nicht ein anderer verantwortlich ist? Und was ist, wenn sich der »Fehler« gar nicht vermeiden lässt, wenn er einfach zu Ihrem Leben dazugehört? Und wo kämen Sie denn hin, wenn Sie Ihr Leben mit Fehlervermeidung zubringen müssten?

Nehmen wir einmal an, Sie haben gerade ein bis zwei pubertierende Kinder im Haus, Ihr Hund hat einen Bandscheibenvorfall, Ihr Mann ist nie da, wenn Sie ihn brauchen, der Kuchen war zu lang im Ofen und ist angebrannt, und das Reisebüro sagt die Ferien ab, auf die Sie sich so sehr gefreut haben – wegen Unwetter in der Region –, und Sie kriegen einen Hexenschuss. Dann wissen Sie vermutlich: Das war jetzt zu viel!

Viele Patienten, die wiederkehrende Rückenschmerzen oder Spannungskopfschmerzen haben, sagen: Zurzeit ist es einfach zu viel. Und wenn man nachsieht, was es ist, dieses *zu viel*, dann stellt sich heraus, dass das meiste davon banal und nicht vermeidbar ist. Einfach das ganz normale Leben. Aber der Körper reagiert darauf und will so nicht weitermachen. Er ist ziemlich unmoralisch, und gutes Zureden oder Versprechungen, dass es ja nicht mehr lang so weitergehen wird – nur noch ein paar Jährchen –, will er nicht hören. Er jammert und quält und verweigert sich. Und wenn Sie sich und ihn trotzdem zwingen, kann es passieren, dass er eines Morgens sagt: Geh du heute mal allein zur Arbeit, ich bleib im Bett.

Was machen Sie dann? Ich sage es Ihnen: Bleiben Sie bei ihm, machen Sie sich einen ruhigen Tag und denken Sie über Ihr Leben nach. Und fragen Sie nicht: Was ist falsch in meinem Leben?

Vermutlich würden Sie sagen: zu viel Stress!

Zu wenig Stress wäre aber auch nicht gut – fördert zum Beispiel die Demenz. Denn davon können Sie schon mal ausgehen: Das Leben ist (und war schon immer) hart, und Stress ist nachweislich nicht schädlich, sondern setzt Entwicklungen in Gang!

Stellen Sie also einfach die richtige Frage, und zwar direkt an Ihren Körper, Sie dürfen ihn duzen. Die Frage heißt:

Was brauchst du, damit du wieder ungestört – und ohne mich zu stören – funktionieren und dich wohlfühlen kannst?

Dafür müssen Sie zuerst einmal einen freundlichen Kontakt mit Ihrem Körper herstellen – das kennt er womöglich nicht und schrickt zusammen, dann erst fragen Sie ihn und horchen, was er Ihnen antwortet.

Dafür können Sie die beiden ersten Übungen auf der CD benutzen: Ungehorsamkeitsregel und Entspannungsübung.

Und dann geben Sie ihm das Versprechen, dass er bekommt, was er braucht. So einfach ist das! Der Rest des Buches beschäftigt sich damit, wie das geht und mit einem ganz normalen Leben vereinbar ist.

Aber zunächst will ich erklären, wie so eine Funktionsstörung entsteht und was sie sagen will. Dafür komme ich auf die Geschichte von Sylvia zurück.

Sylvia fiel also immer wieder einfach um und war weg – das heißt, sie war natürlich körperlich sichtbar da, aber ohne Bewusstsein. Als ich sie fragte, wie lang sie denn weg sei, bis sie wieder zu sich käme, sagte sie: Das weiß ich doch nicht! – und hielt das zu Recht für eine dumme Frage. Wenn sie wieder da war, war alles ungestört und normal – daran kann man eine Funktionsstörung erkennen: Manchmal funktioniert alles normal, manchmal nicht.
Die richtige Frage lautet also: Wo und wann funktioniert es (das Leben) gut? Wo und wann bist du sicher, dass du ***nicht*** *umfällst bzw. wegtrittst? Sylvia: »Ich falle niemals um, wenn ich allein bin!« Das ist schon mal beruhigend. Wenn sie umfiel, war immer jemand da – meistens fing sie auch jemand auf, sodass sie sich nicht wehtat.*
Das ist das Schöne an psychosomatischen Störungen: Sie wollen einen nicht umbringen. Wenn Sylvia jederzeit und unsystematisch umgefallen wäre, wäre sie gefährdet gewesen, zufällig einmal vor die Straßenbahn zu fallen und überfahren zu werden – da hätten wir besorgt sein müssen!
Das Umfallen passierte ihr aber sehr oft, wenn Leute dabei waren: in der Schule, zusammen mit ihren Freundinnen, auch bei Weihnachtseinkäufen mit der Familie: Da lag sie dann, im Kreise ihrer Familie und anderer herumstehender Zuschauer, vor dem Eingang zum Kaufhaus auf dem Boden, bis sie

wieder zu sich kam und die Einkäufe weitergehen konnten. Ich beschreibe das so plastisch, damit Sie sich ein Bild davon machen können: So eine Störung stört, unterbricht und ist nicht angenehm. Sehr unangenehm ist sie aber nicht für Sylvia selbst – sie kriegt wenig davon mit. Es stört sie eher, dass es die anderen stört. Wenn sie allein ist passiert das nicht!
(Es gibt Psychologen-Kollegen, die an dieser Stelle sagen würden: Genau das ist die Funktion dieser Störung: Das Mädchen will nur auffallen und Zuwendung haben. Vergessen Sie es!)
Auf die Frage, was denn für sie der Unterschied sei zwischen ***allein sein*** *und* ***mit anderen sein****, sagte sie: »Mit den anderen, also in der Schule zum Beispiel, das wird mir dann oft zu viel! Das zerrt so an einem herum: Mach dies, mach das, schau hierher usw. Waren Sie schon mal mit Ihrer Familie zu Weihnachten einkaufen? Das ist ganz unmöglich! Da kann ich mich nicht konzentrieren. Auch mit meinen Freundinnen: die eine will dahin, die andere will ganz was anderes – also, das ist nichts für mich.«*
Ganz genau: Für andere ist so etwas ganz normal, sogar ganz gut – für Sylvia taugt es nicht. Und weil ihr Körper das merkt, sorgt er zwischendurch mal dafür, dass sie »abschalten« kann – im wahrsten Sinne des Wortes: er schaltet sie ab!
Ich sagte zu ihr: »Pass auf, das ist ein Fall von Eskapismus! Weißt du, was das ist?« Nein, natürlich nicht – was mir die Gelegenheit gibt, es ihr zu erklären.
Dafür erzählte ich ihr eine Geschichte: Einmal saß ich im Zug nach Berlin und mir gegenüber ein Mann, der aus meiner Lektüre haarscharf den Schluss zog, ich müsse eine Psychologin sein – weshalb er mich sogleich um eine Beratung in einem für ihn schwierigen Problem bat. (Solche Beratungen in Zügen sind praktisch: man braucht keine zusätzliche Zeit aufzuwenden, sie kosten nichts, und wenn es nichts bringt, ist auch nichts verloren.)
Dieser Mann war Europa-Abgeordneter und fuhr regelmäßig nach Berlin, wo er diverse Sitzungen leiten musste. Und im-

mer wieder, während solcher Sitzungen, passierte ihm genau so etwas wie Sylvia: Er war weg (man nennt das einen Blackout). Zwar fiel er nicht vom Stuhl, sein Körper blieb aufrecht sitzen, sodass niemand merkte, dass er gar nicht da war, er selbst natürlich auch nicht. Wenn er dann geistig wieder auftauchte, hatte er ein Problem:

Er wusste nicht, wie lang er »weg« gewesen war und was mittlerweile gesprochen wurde, und traute sich für den ganzen Rest der Zeit keine Frage mehr zu stellen – peinlich für einen Sitzungsleiter! Ich sagte ihm: Das ist ein Fall von Eskapismus! Ihr Gehirn braucht immer mal eine Pause, und die nimmt es sich, wenn die Gelegenheit günstig ist. So eine Sitzung ist eine günstige Gelegenheit, sie ist langweilig, vermutlich sogar unnütz, und das kluge Gehirn merkt das natürlich und ruht sich lieber eine Weile aus – wo es währenddessen hingeht, wissen wir nicht.

Wenn Sie Ihrem Gehirn sonst öfter mal eine Pause gönnen würden oder ihm vor einer solchen Sitzung versprechen würden, dass sie es hinterher in die Sauna begleiten – versprochen ist versprochen! –, dann garantiere ich Ihnen, dass es mit Ihnen zusammen auch langweilige Sitzungen in wachem Zustand durchhält.

»Ach so«, sagte Sylvia, »jetzt verstehe ich, was Sie gemeint haben mit Eskapismus: Ich haue einfach ab!« Ich sagte: »Nein, du nicht, dein Körper!« Sie: »Schon verstanden: ich brauche mehr Alleinsein! Das stimmt übrigens. Ich bin sehr gern für mich. Aber meine Mutter macht sich Sorgen, sie findet das nicht normal. Sie sagt, dass Mädchen in meinem Alter doch unter Leute müssen, ich soll doch öfter mal auf eine Party gehen und so. Aber ich bin lieber in meinem Zimmer und lese. Ich kann das nicht haben, wenn immer so viel los ist.«

Ich erinnere daran, dass Sylvia noch zwei Geschwister hatte, und füge hinzu, dass die Familie ein geselliges Leben führte, was alle sehr schätzten – außer Sylvia. Was raten wir ihr also? Als ihr Vater sie nach dem Gespräch abholen kam und

ich ihm erklärt hatte, was da los war, sagte er: »Ja, die Sylvia, die hat immer gern das Heft selbst in der Hand, die geht gern ihre eigenen Wege – am liebsten allein.«
Kompliment! Ich treffe selten einen Vater, der seine Tochter so gut kennt und wohlwollend ansieht. Also ein Verbündeter. Wir haben vereinbart, dass er in der Schule verlangen wird, dass Sylvia immer dann, wenn sie merkt, dass es ihr zu viel wird, einfach aufstehen und hinausgehen darf und so lang allein bleibt, bis sie merkt, dass es wieder geht, mit anderen zusammen zu sein.
Wenn man so will: ein Kommen und Gehen, ein Da-sein und Weg-sein.
Der Vater braucht vormittags nicht mehr da zu sein und kann seiner Wege gehen. Sylvia kann genauso lang da sein, wie sie es aushält, dann kann sie ein bisschen weggehen (escape heißt flüchten, entkommen), um dann wieder zurückzukommen. Das bildet, wie Sie sehen, genau das ab, was der Körper vorher erzwingen musste. Jetzt aber braucht er weder Sylvia noch die anderen weiter zu stören, weil er bekommt, was er dringend braucht. Mit dem zusätzlichen Profit, dass Sylvia lernt zu merken, wann es ihr bzw. ihrem Körper – eigentlich ja ihrer Psyche – zu viel wird! Denn der Körper arbeitet eng mit der Psyche zusammen und gehorcht ihr.
Manche Leute würden an dieser Stelle sagen: Aber so ein Leben, wie das von Sylvia – gute Schülerin, intakte Familie, Freundinnen, genug Geld… –, ist doch ganz normal! Was gibt es da zu klagen? Andere halten das doch auch aus, Patientinnen mit Migräne sagen derlei fast immer. Dann würde ich sagen: Ja, für Sie ist das normal – für Ihren Körper, Ihren Kopf aber nicht.

Bei allen funktionellen Störungen handelt es sich um so ein Muster: Der Körper merkt, dass etwas fehlt, was dringend gebraucht wird, und er schickt eine Störung, die Aufmerksamkeit erregt, damit er Gehör findet. Wenn man psychosomatische Störungen so versteht, braucht man vor ihnen keine Angst zu haben: Man muss sich stören lassen, hinhören, hinschauen und fragen: *Was brauchst du, damit du aufhören kannst mit deinen Klagen?*

Denn bei diesen Symptomen handelt es sich um mehr oder weniger laute und drängende Klagen und Hilferufe des Körpers an die Person, die in ihm wohnt.

Wenn andererseits der Mensch selbst merken würde, was ihn stört, wenn er sich dagegen auflehnen und etwas ändern würde, und wenn er – was noch wichtiger ist – wüsste, was er dringend braucht, dann bräuchte der Körper diesen Protest nicht zu übernehmen. Im letzten Kapitel, in dem es um den *Lebensbogen* geht, werden wir sehen, wie wichtig dieser Entwicklungsschritt spätestens in der Lebensmitte eines Menschen ist.

3. Der Organismus ist intelligent – wie ist das zu verstehen?

Der Mensch ist ein komplexes und intelligentes Wesen. Sein Organismus auch. Falls ein Mensch nicht übermäßig intelligent ist, was vorkommt – sein Organismus ist es! Manchmal tut sich der Organismus mit seinem Menschen schwer, nach meiner Erfahrung besonders dann, wenn dieser Mensch sehr intelligent ist. Dieses Rätsel will ich im folgenden Abschnitt auflösen.

Was ist damit gemeint, wenn ich sage: Der Organismus ist intelligent?

Intelligenz bedeutet, am Leben zu bleiben, Probleme zu lösen und sich weiterzuentwickeln – all das kann der Organismus. Er ist mit einer Grundfähigkeit ausgestattet, die es ihm ermöglicht, am Leben und funktionsfähig zu bleiben im Rahmen seiner individuellen Ausstattung. Er hält also eigenständig seine eigene Lebens- und Funktionsfähigkeit aufrecht – bei lebenden Systemen nennt man das Autopoiese. Dafür braucht der Organismus Energie in Form von Nahrung und Schlaf für den Körper und Begeisterung in seinem Gehirn für die Seele. Wenn ich hier und im Folgenden vom Organismus spreche, dann meine ich ein lebendiges leib-seelisches Wesen.

Der Organismus kann zusätzlich auch Störungen (Probleme) von außen und innen kompensieren und Verletzungen reparieren. Das nennt man dann Selbstheilungskraft. Beides zusammen erlaubt es einem Organismus, in mehr oder weniger schwierigen Verhältnissen gesund, d.h. funktionsfähig, zu bleiben und wieder gesund zu werden, wenn er krank ist. Dies gilt für alle Arten von Erkrankungen, die organbedingten und die psychosomatischen und alle anderen, die man nicht eindeutig zuordnen kann bzw. beiden zugehören.

Krank wird man, wenn Störungen aus dem inneren oder äußeren Milieu überhandgenommen haben und bestimmte Funktionen nicht mehr »mitkommen« – denken Sie an die Flöte im Orchester. Wir denken bei Störungen, die wir zusammengefasst oft »Stress« nennen, meist an die Außenwelt, also das äußere Milieu, das hin und wieder ganz unbekömmlich ist. Aber das innere Milieu – unsere momentane Hormonlage, depressive oder aggressive Stimmungen, bittere oder hilflose Gedanken, Ängste, um nur ein paar von unzähligen Möglichkeiten zu nennen – spielt dabei eine viel wichtigere Rolle, weil es »näher dran« ist.

All diese Beeinträchtigungen kompensiert der Organismus immerfort und unauffällig, er repariert und heilt unsere Erkrankungen und gleicht Störungen wieder aus zu einer neuen, bekömmlichen Balance.

Das Besondere am Organismus ist nämlich, dass sein Orchester nach einer Erkrankung nicht mehr die gleiche, sondern eine veränderte Melodie spielt – es hat sich weiterentwickelt. Bei Kindern sehen wir das immer wieder: Oft sind Kinderkrankheiten entwicklungsförderlich. Auch psychosomatische Störungen sind genau dafür da.

Kommen wir also zurück zur Intelligenz des Organismus und was wir uns darunter vorzustellen haben.

Betrachten wir einmal kurz das Immunsystem, ein Beispiel, das heute jeder kennt. Da wird klar, was Intelligenz bedeutet:

Das Immunsystem hat eine Wahrnehmungsfähigkeit für den eigenen guten Zustand, es registriert Abweichungen von seiner *eigenen* »Normalität«, die möglicherweise *sehr individuell* ist – aber eben irgendwie funktioniert. Wenn man so ein individuelles Immunsystem testet, also objektiv untersucht, kann es sein, dass es von dem, was medizinisch »normal« ist, also von den medizinischen Normwerten erheblich abweicht – und trotzdem hat es immer gut funktioniert. Dieser erste Teil der Intelligenz hat also etwas mit Wahrnehmung zu tun: damit, sich selbst zu kennen und zu wissen, wann Abweichungen zu groß werden und die Funktionsfähigkeit so stark gestört ist, dass etwas unternommen werden muss.

In diesem Fall kommt die zweite intelligente Kompetenz zum Tragen: Handeln! Das Immunsystem hat auch die Fähigkeit, beginnende oder schon fortgeschrittene Schäden im Organismus zu reparieren. Noch mal: Der Organismus kennt seinen guten, d.h. wohlgeordneten, funktionsfähigen Zustand, erkennt Abweichungen, weiß, welche Abweichungen repariert werden müssen, und tut es. Und das auch noch heimlich, still und leise: Er lässt uns dabei in Ruhe unseren Geschäften nachgehen und stört uns nicht!

Wenn man sich das einmal genauer ansieht, dann sind diese Fähigkeiten unvorstellbar wunderbar. Loben Sie Ihren Körper hin und wieder einmal dafür, dass er so gut und unauffällig für Sie sorgt und Sie auch noch überall dorthin begleitet, wohin *Sie* wollen.

Was ist aber, wenn er sich verweigert? Wenn er Sie stört? Wenn er also eine funktionelle Störung produziert?

Das bedeutet zuerst einmal, dass er allein nicht mehr zurechtkommt und Ihre Hilfe anfordert! Denken Sie einmal an Fieber. Bevor der Körper Fieber produziert, ist schon eine Menge im Körper passiert. Nun aber heißt es: Leg dich hin, halt Ruhe! Es heißt nicht: Nimm ein fiebersenkendes Mittel und mach weiter wie bisher!

Gleiches passiert bei einem Migräneanfall: Man kann ein wirksames Medikament, z. B. eines der neuen Triptane, einnehmen und weiterarbeiten. Aber Vorsicht! Hinlegen sollte man sich trotzdem, bei Fieber, bei Migräne, bei Hexenschuss und Rückenschmerzen und bei manch anderen Hilferufen. Sonst gerät der Körper zusätzlich in Not und wird sich – längerfristig – rächen.

Das ist eine Grundregel bei psychosomatischen Störungen: Sie lassen sich nicht unterdrücken und mundtot machen – sonst werden sie stärker und häufiger. Oft greift der Körper dann zu anderen Mitteln, also zu einer Störung, die seinen Besitzer *wirklich* stört.

Eine noch junge Frau kam zu mir in die Beratung wegen schwerer und berufsbehindernder Rückenschmerzen. Sie war 36 Jahre alt, engagierte, ja begeisterte Erzieherin in einer Kinderkrippe – da muss man öfter mal ein kleines Kind hochheben. Genau das verhinderte ihr Körper mehr und mehr. Sie war bereits an einem Punkt angelangt, wo sie eine Umschulung in Erwägung zog. Als ich sie fragte, ob sie davor schon mal eine funktionelle Störung gehabt habe, sagte sie: Ja, mit 22 hatte ich eine Colitis ulcerosa, die habe ich gut in den Griff gekriegt, ich hab sie zwar immer noch, aber sie stört mich nicht(!) Seit ein paar Jahren hat sie aber zunehmende, inzwischen chronische Rückenschmerzen – die stören sie. Und genau so ist das gedacht! Dabei hat ihr Körper ganz sicher nichts gegen kleine Kinder! Das wäre ein gravierendes Missverständnis. Wenn man diese Frau fragt, was es braucht, damit ihr Körper keine Rückenschmerzen hätte, sagt sie: »Ja also, wenn ich genug Ruhe bekomme und mir auch die Zeit nehme, Handball zu spielen, dann geht es mir gut.« Dann kann sie so viele kleine Kinder herumtragen, wie sie will. Nach der Zeit gefragt, als ihre Colitis anfing, erinnert sie sich, dass sie da in einer sehr stressigen, belastenden Lebenssituation war, in der sie sich gar keine Zeit für sich selbst nehmen konnte. Auch hier wieder: Zu viel von dem einen – zu wenig von etwas anderem! Gesundes Funktionieren hat ganz offenbar etwas mit Ausgleich und Balance zu tun.

Weil der Organismus intelligent ist, merkt er, was zu einer guten Balance fehlt. Man muss ihn nur freundlich danach fragen. Deshalb also die erste und wichtigste Frage, die man seinem Körper stellen sollte: Was fehlt dir? – in dem Leben, das ich mit dir führe, oder das ich dir zumute, oder das ich dir aufzwinge. Es ist die gleiche Frage wie oben: Was brauchst du? – damit es dir, und damit auch mir, wieder gut geht.

Denn eines sollte klar sein: Der Körper weiß, wie es geht, wenn es gut geht – denn er hatte sicher früher schon einmal eine gute Zeit mit Ihnen. Es lohnt sich, daran zu denken, wie es war, als es gut war. Was war anders als jetzt?

Selbstverständlich ändern sich im Laufe des Lebens und der eigenen Entwicklung auch die eigenen Bedürfnisse – die des Körpers und der Seele. Aber jedes Individuum hat ein Naturell, einen Wesenskern, der zu ihm gehört und gegen den man nicht ungestraft anleben sollte – auch wenn Eltern, Schule, Gesellschaft und all die Normen das verlangen. Weil der Organismus dieses Naturell, das er selbst *ist*, kennt – man könnte auch sagen, dass er es verkörpert –, versucht er mit allen Mitteln, seinen guten Zustand zu erhalten, und ruft um Hilfe, wenn er Abweichungen nicht selbst ausgleichen kann.

Geheimnisvoll bleibt zunächst die Frage, wie er denn weiß, ob sein Mensch das richtige Leben lebt, anders gesagt, ob er noch in seiner eigenen Spur läuft.

4. Das Ich und sein Körper – Freund oder Feind?

Wenn wir das bisher Gesagte zusammenfassen, könnten wir auch sagen: Bei einer psychosomatischen Störung handelt es sich um ein Kommunikationsproblem zwischen einem Körper und seinem Ich: Der Körper muss durch ein Symptom erzwingen, dass ich hinhöre. Das ist zwar bei jeder Krankheit so, also nicht nur bei funktionellen Störungen. Diese wenden sich aber an ihr eigenes Ich – während körperliche Krankheiten zum Arzt gebracht werden möchten, der sie genau diagnostiziert und erst dann behandelt.

Bei psychosomatischen Störungen ist das eigene Ich gefragt – der Arzt kann nur beraten, *wie* man hinhören und *was* man sich selbst fragen soll –, und einen wieder heimschicken, um dort zum Beispiel dieses Buch zu lesen.

Wo liegt also die Kommunikationsstörung? Dafür müssen wir genauer sagen, was wir unter dem *Körper* und dem *Ich* verstehen wollen: Der *Körper*, wie er hier gemeint ist, umfasst all das, was unwillkürlich im Menschen geschieht, und das *Ich* all das, was einer will und soll. Wenn alles *Unwillkürliche* hier »Körper« genannt wird, so merken wir gleich, dass es sich dabei um eine sehr umfassende Metapher handelt, die viel mehr einschließt, als gemeinhin als der menschliche Körper gilt – besser sollten wir sagen: der beseelte Leib.

Schauen wir zuerst einmal an, was in einem Menschen unwillkürlich geschieht. Das sind zum Beispiel alle vegetativen Vorgänge: atmen, verdauen, schlafen usw. Auch das Herz schlägt unwillkürlich immerfort. Und all die lebenserhaltenden Vorgänge in den Organen – auch sie tun ihre Arbeit, ohne uns dabei zu behelligen, oft auch des Nachts. Sie reagieren angepasst und äußerst flexibel auf Veränderungen aus der Umgebung – auf nicht sehr bekömmliche Nahrung, schlechte Luft, auf Anstrengungen –, der Körper atmet tief und schnell, wenn man mit ihm einen Berg hinaufrennt, und sehr sparsam, wenn er meditiert – er reagiert auch auf Schlaf und Entspannung. Unwillkürlich geschieht aber auch vieles andere.

Hier zitiere ich am besten einmal Georg Groddeck, einen genialen Psychosomatiker, der zu Zeiten Sigmund Freuds in Baden-Baden praktizierte. Er nannte das Unwillkürliche »Es« – ein Begriff, der von Nietzsche stammte und später von Freud in einer anderen, d. h. viel engeren Bedeutung verwendet wurde.

Nun also das Groddeck'sche »Es«, das er auch das »Unbekannte« nennt:

»Ich bin der Ansicht, dass der Mensch von Unbekanntem belebt wird. In ihm ist ein Es, irgendein Wunderbares, das alles, was er tut und was mit ihm geschieht, regelt. Der Satz ›ich lebe‹ ist nur bedingt richtig, er drückt ein kleines Teilphänomen von der Grundwahrheit aus: ›Der Mensch wird vom Es gelebt‹. ... Wir kennen von diesem Es nur das, was innerhalb unseres Bewusstseins liegt. Weitaus das Meiste ist unbetretbares Gebiet. ...

Der größte Teil unseres Lebens hat nicht das Mindeste mit dem Ich zu tun. Nicht unser Ich lässt das Herz im Rhythmus schlagen, nicht unser Ich ernährt die Zellen, nicht unser Ich wählt unter den Sinneseindrücken aus, was Wahrnehmung werden soll, nicht unser Ich schafft unsere Erkrankungen oder unsere Genesungen, nicht unser Ich lässt uns lieben, hassen, schlafen, wachen, sondern etwas anderes tut das, ... das man gerade wegen seiner Unbestimmtheit das Es nennen kann.«

Das hier beschriebene *Es* ist viel weiter gefasst als das Es im Sinne des Unbewussten bei Sigmund Freud. Mir selbst erscheint es im Zusammenhang der Psychosomatik zur Vermeidung von Missverständnissen nützlich, es metaphorisch »Körper« zu nennen, worin alle *unwillkürlichen Funktionen des Organismus und der Psyche* eingeschlossen sind. Es lohnt sich, öfter einmal darüber zu sinnieren, was in uns so alles unwillkürlich passiert, und wir werden feststellen, dass auch unser Gehirn ein weitgehend nicht unserer Willkür unterworfenes Organ zu sein scheint: Es denkt meistens so vor sich hin, Gedanken erscheinen und verschwinden wieder, Erinnerungen kommen und gehen – und wenn wir konzentriert nachdenken, halten wir das nicht lang durch und können froh sein, wenn uns etwas einfällt – d.h., wenn unser Gehirn mitspielt. Wir können es nicht zwingen!

Auch die psychischen Zustände ereignen sich: Ob wir guter Stimmung sind oder uns ängstigen, ob wir etwas mögen oder verabscheuen, uns freuen oder traurig sind, unterliegt nicht unserem Willen. Allerdings können wir all diese unwillkürlichen Ereignisse befördern – wie, das werden wir noch sehen.

Sehr oft aber beachten wir all das, was unser Körper ist und was in ihm geschieht, überhaupt nicht, ja, wir behindern ihn eher bei seinen Dienstleistungen zugunsten unserer Funktionsfähigkeit und unseres Wohlbefindens, stören ihn bei der Arbeit und, wenn es schlimm kommt, versklaven wir ihn für unsere eigenen Interessen. Kein Wunder, wenn er sich wehrt, uns stört, behindert und mit einem Symptom um Hilfe ruft.

Wenn ein Mensch sehr Ich-betont lebt – sodass sein ganzes Leben ausgefüllt ist mit Dingen, die er will oder muss oder wollen muss –, dann kann es geschehen, dass seine unwillkürlichen Funktionen, sein Körper und seine Seele, versklavt werden und zusammenbrechen. Er wird dann viele rationale Argumente finden, warum es nötig ist, so viel zu arbeiten, durchzuhalten, sich zu übernehmen, sich zu überwinden, sich unterzuordnen, sich anzupassen – obwohl es seinem Naturell vielleicht überhaupt nicht entspricht. Das meinte ich weiter oben, wenn ich davon sprach, dass es ein Organismus mit einem »intelligenten«, sprich rational verkopften, Menschen schwer hat. Falls das rationale Leben jedoch seinem Naturell entspricht, wird ihm nichts Negatives passieren! Falls es jedoch einer Anpassung an die herrschende Norm entspricht und ein Mensch in Wahrheit ein ganz anderer wäre, wenn er sich nur trauen würde, dann wird sich seine Seele eines Tages mithilfe des Körpers ganz unwillkürlich gegen so ein, speziell für ihn, unbekömmliches Leben auflehnen.

5. Ist Kranksein gesund? – Unterbrechungen sind erwünscht

Nach allem bisher Gesagten können wir diese Frage gleich mit Ja beantworten.

Haben wir es mit einer organischen Erkrankung zu tun, so ist das natürlich das Gegenteil von Gesundheit, zumindest partiell, also in Teilbereichen. Man muss sie diagnostizieren, entsprechend behandeln und hoffen, dass man wieder gesund wird. Nebenbei bemerkt gehört zur vollständigen Behandlung einer Krankheit auch noch die Rekonvaleszenz-Zeit – also die nachfolgende Erholung –, was derzeit leider in Vergessenheit geraten ist. Heute ist man entweder krank oder gesund. In jedem Fall aber erzwingt die Erkrankung eine Pause – die ist gesund. Und manchmal hat man den Eindruck, dass eine Krankheit genau deswegen gekommen ist: um eine Unterbrechung zu erzwingen.

Hingegen ist Kranksein im Sinne einer psychosomatischen Störung – d.h. einem schlechten Allgemeinbefinden, die sich überall im Körper manifestieren kann und längerfristig eine schwere, auch chronische Beeinträchtigung des Lebensgefühls und Lebensvollzugs darstellt – noch einmal etwas anderes. Was soll daran gesund sein? Solche Befindens-Störungen kann man lange Zeit ertragen und mit ein wenig Ausgleich – Sport, Ruhe, Urlaub, Wellness – kompensieren, ohne den Löffel wegzulegen.

So ist es mit den psychosomatischen Störungen, sie sind geduldig, langmütig, sie erzwingen nichts abrupt, sie reagieren, zumindest anfangs, positiv, wenn man ihnen eine Pause anbietet. Dann pausieren die Symptome ebenfalls – bis wir wieder in den alten Trott geraten. Ein Unterschied zu somatischen Erkrankungen: Die funktionellen Symptome bedürfen keiner Differenzialdiagnostik. Egal, um welche Erscheinungsform es sich handelt – der Körper ist da sehr erfinderisch, denken Sie nur an die Geschichte von Sylvia –, immer können sie als ein Signal verstanden werden, dass mit dem Leben etwas nicht stimmt.

Und dann gibt es noch die vermischten Formen, die man nicht so einfach zuordnen kann, bei denen vielleicht beides zusammenkommt oder wo eine chronische funktionelle Störung in eine organische Krankheit übergegangen ist.

Die Symptome einer organischen Erkrankung bleiben bestehen, bis die Krankheit geheilt ist. Die Symptome einer psychosomatischen Störung machen eine Pause, wenn man sich am richtigen Ort und in der richtigen psychischen Verfassung befindet. Darauf sollte man achten.

Ein junger Patient berichtete mir von seiner sexuellen Störung, genauer Erektionsunfähigkeit, die mit seiner neuen Beziehung vor drei Jahren begonnen hatte und seither lückenlos anhielt – die aber zwei ganze Wochen lang weg war, als er von einem Neuseeland-Aufenthalt zurückgekommen war. Die Freundin war die Gleiche, an ihr kann es also nicht gelegen haben. Da hat die Störung eine Pause gemacht! Er in Neuseeland aber auch! Wir kennen das von Urlauben: Die Erholung hält nach der Heimkehr ein wenig vor, dann ist wieder alles beim Alten. Gefragt nach dem Unterschied in seinem Lebensgefühl hier und dort, sagte der junge Mann: »Dort habe ich mich sehr frei gefühlt – dieses Gefühl ist jetzt wieder weg. Ich spüre jetzt deutlich, wie eng hier alles ist.« Im Urlaub ist das oft auch so: Manche finden dieses Freiheitsgefühl einfach schön und kehren danach unbeschadet wieder in die Enge ihres Lebens zurück – bis zur nächsten Auszeit. Andere brauchen die Freiheit ganz dringend, und wenn sie sie nicht in ausreichendem Maße bekommen können, funktioniert manch anderes auch nicht. Es ist in diesem und in vielen anderen »Fällen« nicht erlaubt, sogleich das Naheliegende, in diesem Fall die derzeitige Freundin, als Erklärung heranzuziehen – sie war nur der unmittelbare Anlass, zu dem sich die Störung manifestierte: Sexualität hat bei diesem jungen Mann etwas mit freier Entfaltung, und diese hat wiederum etwas mit der gesamten Lebenssituation zu tun.

Zusammenfassend können wir sagen: Wenn wir keine Symptome hätten, würden wir vielleicht so weitermachen, bis wir umfallen oder wenigstens chronisch krank sind. Nun sind aber die Symptome selbst Ausdruck einer mehr oder weniger gravierenden Störung im komplexen Zusammenspiel unseres leib-seelischen Organismus, die durch Stress in seinem Milieu ausgelöst werden. Der Organismus bemüht sich, zu reparieren und seine Stabilität zu erhalten oder wiederzugewinnen. Wird der Stress aber gravierend, passiert etwas, was den Organismus verändert.

Und das bedeutet Fortschritt! Wir müssen uns also nicht darüber aufregen oder es beklagen, wenn unser Leben nicht immerzu wie ein ruhiger Fluss beschaulich dahinfließt, was manche Menschen schön fänden und für wünschenswert halten.

Schon auf der Zellebene gibt es nämlich zwei grundlegende Mechanismen: Bewahrung der Stabilität und Möglichkeiten zur Veränderung, sprich Weiterentwicklung. Dass zum Beispiel unser Immunsystem auf die heutigen »Feinde« eingestellt ist und sich immer weiter auf neue Feinde einstellen kann, beruht darauf, dass es Gene von Viren in sein eigenes Genom aufnehmen kann: Es kennt sie und kann sie bekämpfen. Bakterien ihrerseits reagieren auf Antibiotika, verändern sich und werden »resistent«. Zellen sind in der Lage, ihre eigenen Handlungsspielräume dadurch zu erweitern, dass sie das Genom veranlassen, seine Architektur den äußeren Erfordernissen anzupassen. Wie im Kleinen, so auch im Großen: Diese Prinzipien ziehen sich durch bis in die psychologische Ebene: Stabilität erhalten, Spielräume erweitern – also sich verändern und entwickeln. Insofern stoßen Stress-Störungen den Organismus und die ganze Person an, sich zu entwickeln – was wir vielleicht in ruhigen und bequemen Zeiten nicht erreichen würden. Das ganze letzte Kapitel ist diesem Thema gewidmet. Kranksein ist also insofern gesund, als es uns zwingt, etwas zu unternehmen. Meist jedoch kapieren wir nicht, dass sich das Symptom an uns selbst wendet – und tragen es woanders hin, zum Arzt oder Psychotherapeuten, und sagen: »Kümmern Sie sich darum. Sie sind der Experte.« Das ist ein Missverständnis, denn Ihr Körper wendet sich direkt an Sie, er ist der Experte für das gute gelingende Leben und möchte, dass Sie merken, wer er ist. Deshalb belehrt er Sie bisweilen, wenn er merkt, dass für ein gutes Leben wichtige Dinge fehlen.

6. Mir fehlt etwas – wie finde ich es heraus?

Die Fährte, die wir verfolgen, heißt also nicht: Was habe ich in meinem Leben falsch gemacht? Wir verlaufen uns auf unserem Lebensweg natürlicherweise des Öfteren, verfolgen eine Fährte, die in die Sackgasse führt, verirren uns und wissen nicht mehr, wo wir sind und wo es hingehen soll. Und doch gibt es in unserer Seele eine Instanz, die das merkt, uns aufmerksam macht und uns daran hindert, in die eingeschlagene Richtung weiterzugehen. Es nützt uns nicht viel, alle falschen Wege zu kennen. Obwohl viele Leute sagen, das sei wichtig, um Risiken zu vermeiden. Die Vermeidung von Risiken dominiert unser gesamtes Gesundheitswesen, ja unsere ganze westliche Gesellschaft – von Kultur kann hier nicht die Rede sein. Denn Kultur definiert sich über das Positive – die Kreativität, die Schaffenslust, die Schönheit. Wenn wir alles vermeiden wollten, was uns möglicherweise schaden könnte, hätten wir viel zu tun. Ein Leben in Fülle ist damit nicht vereinbar – besonders für Kinder und junge Leute nicht zu empfehlen.

Das Argument, falsche Wege müsse man kennen, um nicht zweimal fehlzugehen, möchte ich ebenfalls entkräften. Es ist im Gegenteil sogar ziemlich gefährlich, die »falschen Fährten« vermeiden zu wollen: Denken Sie an den Skifahrer, der sich fest vornimmt, nicht gegen den einzigen Baum auf der Piste zu rennen, und ihn kaum verfehlen kann, weil er nichts anderes sehen kann als eben diesen Baum – dabei ist die Piste breit genug!

Wenn also nicht vermeiden, was dann?

Solange wir auf der richtigen Fährte sind bzw. auf einem gangbaren, sprich passenden Weg, stellt sich die Frage nach den falschen Wegen nicht, weil dann alles gut läuft und wir einfach im Leben vorangehen – leicht und unbeschwert.

In Zeiten, in denen das Vorangehen schwierig ist, wenn vielleicht alles stagniert oder wir in einen so schnellen Zeitstrudel gerissen werden, dass wir nur noch besinnungslos rennen können, dann denken wir doch leicht einmal daran, wie wir dem entkommen oder was wir »streichen« könnten. Ich sage dann: Im Gegenteil, tun Sie etwas hinzu! Das erscheint seltsam, wenn wir uns erinnern, dass es anfangs hieß: Es ist alles zu viel! Wäre es da nicht gut, von dem vielen etwas wegzunehmen?

Stellen Sie sich eine Waage vor: Auf der einen Waagschale liegen all die vielen Dinge, die belasten. Auf der anderen nichts, was für Ausgleich sorgen könnte.

Meinen Sie, es würde etwas nützen, von der Belastungsseite etwas wegzunehmen? Die Schalen würden trotzdem nicht in Balance kommen. Wenn Sie aber auf die Ausgleichsseite etwas draufgeben, geraten die Waagschalen unversehens und nach und nach ins Gleichgewicht. Und ist es nicht so? Gerade die guten, ausgleichenden Dinge, die wir uns in ruhigen Zeiten gönnen, lassen wir als Erstes weg, wenn es stressig wird. Wobei wir sie gerade jetzt am meisten brauchen würden. Vertrösten Sie sich ruhig selbst auf später – also auf bessere Zeiten, z. B. den Ruhestand –, Ihr Körper will nicht warten, er braucht den Ausgleich jetzt! Obwohl er ein guter Kumpel ist, wenn ihm etwas einleuchtet – dann spielt er mit, auch bei anstrengenden und sogar bei psychisch belastenden Aufgaben. Wenn es ums Überleben geht, ist er zu allem fähig, auch wenn er merkt, dass Ihnen etwas sehr wichtig ist – wenn es also gewissermaßen um Ihr psychisches Überleben geht. Selbstverständlich mobilisiert er unglaubliche Energien, wenn er selbst Lust dazu hat. Andererseits ist er völlig unmoralisch und durch keine rationalen und funktionalen Argumente zu überzeugen, wenn er merkt, dass Sie ein unbekömmliches Leben führen. Dann erzwingt er Änderungen nach seinem eigenen Geschmack – al gusto, sozusagen.

Geben Sie ihm, was er verlangt! Und zwar rechtzeitig, bevor er Sie fertigmacht.

Das klingt alles sehr hart und fast militant – so ist es letztendlich in der Endstrecke: ein Kampf. Anfangs jedoch, wenn sich der Körper leise meldet, also erst einmal den Zeigefinger mahnend hebt, stecken dahinter eine Bitte, ein Wunsch, eine Sehnsucht – nach einem guten Leben. Wenn das Leben – früher einmal – gut war, so erinnert sich Ihr Körper daran. Und auch Sie können sich erinnern, dass es Ihnen damals mit ihm gut ging.

Wenn es auch in schwierigen Zeiten bei allen belastenden Symptomen dennoch störungsfreie Zwischenzeiten gibt, so sollten Sie darauf sorgfältig schauen.

Bevor ich einem Menschen – Mann, Frau, Kind, Paar – einen Beratungstermin gebe, bekommt er, sie, es eine Aufgabe: Achten Sie darauf, wann, wo, unter welchen Bedingungen sich die Symptome zurückziehen, ganz oder teilweise. Anders gesagt: Gibt es Zeiten und Orte, an denen es Ihnen gut oder zumindest besser geht? Darüber lohnt es sich, sorgfältig nachzudenken – es fällt einem nämlich oft gar nicht auf, wenn die Symptome mal weg sind – das Normale ist unauffällig!

Ein älterer Mann, der seit seiner Jugend mehr oder weniger starke Schmerzen im rechten Arm hatte – mehr, wenn es bei der Arbeit stressig war, weniger, wenn er sonst unter Leuten sein musste oder wollte –, antwortete auf diese Frage: »Bei meinen Bienen macht der Arm mit, da spür ich ihn überhaupt nicht. Manchmal, wenn er mir sehr wehtut, geh ich von der Arbeit aus gleich zu meinen Bienenstöcken, dann ist der Schmerz sofort weg.« So definitive Antworten gibt der Körper selten!

Der Hintergrund dieses alten und chronischen Schmerzes lag in der Jugend dieses Mannes, als er ein Junge von 16 Jahren war und von einem Lehrer beleidigt und gedemütigt wurde. Da hob er unwillkürlich die Hand, er war Rechtshänder, um zuzuschlagen, hielt jedoch mitten in der Bewegung inne, weil ihm klar wurde, dass es sich ja um eine übergeordnete Person handelte: Einen Lehrer schlägt man nicht, auch keinen Vater, Pfarrer, keinen, der einem grundlegend schaden könnte. Den eigentlichen Fehler machte aber danach seine Mutter, der er, immer noch wütend, davon erzählte. Statt ihn in seinem Zorn zu bestätigen, beschuldigte sie ihn und machte ihn für das Verhalten des Lehrers verantwortlich. Da begann sein Arm zu schmerzen, nicht dauernd, aber immer wieder mal. Obwohl der Patient nun mittlerweile schon 58 Jahre alt war und obwohl er die Gerechtigkeitsverhältnisse innerlich schon längst zurechtgerückt hatte, reagierte sein Arm immer noch, wenn eine soziale Situation es nicht zuließ, die eigene Meinung laut zu sagen, wenn er jemanden hätte kritisieren sollen – er war Techniker bei den Heidelberger Druckmaschinen geworden und hatte als Meister eine Gruppe von Mitarbeitern unter sich –, und ganz besonders deutlich, wenn ein Vorgesetzter ihn ungerecht behandelte – also in einer Situation von Hilflosigkeit, derer er sich nicht erwehren konnte.

Ich musste lachen und sagte zu ihm: »Aber wenn Ihre Bienen Sie stechen, ist das dann nicht auch so was? Schlagen Sie dann zu?« »Nein, sagte er, was denken denn Sie? Meine Bienen stechen mich doch nicht! Niemals!«

Hier also haben wir den Unterschied: Bei seinen Bienen fühlte er sich sicher, die tun ihm nichts. Und sofort entspannte er sich. Die Anspannung im Arm, die bei ihm sofort und unwillkürlich entsteht, wenn eine unfaire Situation bei gleichzeitiger Hilflosigkeit auftritt, ist eine alte und spontane Körpererinnerung an jene frühe Situation, die nicht aufgelöst werden konnte. Man nennt solche spontanen Lernvorgänge Konditionierung, in gravierenden Fällen auch konditionierte Traumatisierung. Es ist eine völlig unwillkürliche Körperreaktion mit so starker Anspannung, dass es wehtut. Man könnte auch sagen, dass in dem Arm immer noch die wütende Energie steckt, die nicht herauskommen durfte.

Ich selbst kann es oft nicht fassen, wenn ich höre, welch starken Schmerz ein einziger Gedanke in einem Muskel auslösen kann. Da denkt man unwillkürlich an einen gravierenden organischen Schaden. Es gibt z. B. Schmerzen, die in der Herzgegend auftreten und so heftig sind, dass nicht nur der betroffene Mensch, sondern auch sein Arzt annehmen, es handle sich um einen Herzinfarkt. Dann stellt sich jedoch heraus, dass dieser massive Schmerz von der Rückenmuskulatur ausgeht. Das ist zwar zunächst beruhigend, löst aber das Problem nicht, wenn seine Ursache weiter undurchsichtig bleibt.

Nun wäre es nicht falsch, diesem Mann aus unserem Beispiel zu raten, in ein Box-Studio zu gehen bzw. sich einen Box-Ball zu besorgen – oder sich von seinem Enkel auszuleihen, der einen hat – und seine ganze Wut ein paarmal herauszuhauen, mitten hinein in das frühere Lehrergesicht.

Parallel dazu aber wäre es für ihn wichtig zu merken, dass er nun als Erwachsener nicht nur in der Lage ist, Bienen in Schach zu halten, sondern auch so gefährliche Lebewesen wie Chefs durch seine Souveränität und Sachkenntnis zu zähmen, sodass sie sich nicht erdreisten würden, ihn zu »stechen«. Niemals! Dazu braucht er sich nur imaginativ dorthin zu begeben, wo seine Bienen sind, und spüren, wer er ist, wie er sich bewegt, wie er sich fühlt – und das »Bienengefühl« überall mit hin zu nehmen, wo er es brauchen könnte. Zu Hause, bei seiner Frau, ist er übrigens ebenfalls sicher vor Armschmerzen – anders als früher bei seiner Mutter.

So ist das Symptom ein guter Ratgeber für sichere und unsichere Orte – und es lohnt sich, bei Letzteren achtsam zu sein und eine Strategie in der Tasche zu haben –, in seinem Fall das »Bienengefühl«. Hat übrigens funktioniert!

Wie also findet man die passenden Lösungen? Indem man sich fragt, wo und wann es gut ist, gut war und gut sein könnte.

Es ist genau die Frage: Was es ist, das gerade oder schon eine ganze Weile fehlt, und sie gibt die Antwort darauf, unter welchen Bedingungen unser Körper bereit und in der Lage wäre, wieder gesund und unauffällig zu funktionieren. Anders gesagt:

Wenn man die *Lücke* zwischen den Symptomen findet, weiß man, dass der Organismus (noch) in der Lage ist, gut zu funktionieren – unter bestimmten Bedingungen. Die Frage nach der »Lücke« im Symptomgeschehen ist die Schlüsselfrage! Dass man sich damit auch die Zukunft aufschließen kann, wird weiter unten, im Kapitel über den »Lebensbogen«, erörtert – weil man ja in der mittleren Lebenszeit noch gar nicht weiß, wer man in späteren Jahren sein wird und was man sich für die Zukunft erhoffen sollte.

Zum Schluss dieses ersten Teils erzähle ich noch eine »Lückengeschichte«, die besonders eindrucksvoll zeigt, dass es sehr oft gerade die einfachen und selbstverständlichen Dinge sind, die ein Mensch vermisst, aber dringend brauchen würde.

Eines Tages wurde eine 67-jährige Frau zu mir überwiesen, die in vielfältiger Hinsicht krank war. Seit ihrer Kindheit hatte sie Migräne gehabt, die aber zurückgetreten war, seitdem sie eine schwere Kniearthrose bekommen hatte. Sie konnte schlecht gehen, aber, wegen ihres kaputten Rückens, auch überhaupt nicht gut sitzen. Zudem befand sie sich gerade im dritten ambulanten Zyklus einer Chemotherapie wegen ihres Brustkrebses – es ging ihr wirklich nicht gut. Sie sah älter aus, als sie war, und wirkte erschöpft und abgenutzt. Sie wusste, ebenso wenig wie ich selbst, was sie denn von mir als Psychotherapeutin wollen sollte, außer, dass ihre Ärztin ihr empfohlen hatte, mich aufzusuchen.
Da ich keinen eindeutigen psychosomatischen Hintergrund sehen konnte, mich also irgendwie nicht so ganz zuständig fühlte, sie aber erwartungsvoll dasaß, stellte ich einfach mal die Lückenfrage: »Gab es in der letzten Zeit einmal eine Zeit oder einen Ort, wo es Ihnen besser ging?«
Darauf ertönte aus dem anderen Sessel, in dem ihr Mann saß, laut und spontan der Satz: »Ja, in Indonesien – in Indonesien geht's meiner Frau immer gut!«
Um mich von der Überraschung zu erholen – die beiden

sprachen Dialekt, waren vom Dorf und einfache Leute, die ich nicht gerade mit Fernreisen nach Asien in Verbindung gebracht hätte –, fragte ich: »Ja, sagen Sie, waren Sie zusammen schon mal in Indonesien?« – »Ja, sag ich Ihnen doch grad. Und da geht's meiner Frau immer gut. Wir fahren nach Indonesien, sooft wir können.«

In Anbetracht dessen, dass die Frau schon seit einer halben Stunde das Sitzen in meinem bequemen Therapiestuhl schlecht aushalten konnte, man nach Indonesien aber viele Stunden in einem engen Flugzeug sitzen muss, fragte ich weiter: » ... und wie kommen Sie da hin?«, was ihn vollends von meiner mangelhaften Intelligenz überzeugte. »Mit dem Flieger, wie denn sonst?« Ich klärte ihn über den Grund meiner Frage auf, worauf er – ein wenig nachdenklich – sagte: »Sobald sie im Flieger sitzt, geht es ihr gut – heimwärts geht's wieder schlecht, es ist halt auch weit.« Seine Frau hatte zu allem zustimmend genickt.

Nun denkt man bei Reisen ins ferne Asien gern an die schönen Landschaften und das gute Essen – aber selbst denken ist dem Therapeuten in dieser Phase des Erkenntnis-Interesses nicht erlaubt. Vielmehr muss er die Frage stellen, was wohl der Unterschied zwischen hier und dort sein könnte, da der Körper da offenbar einen wichtigen Unterschied wahrnimmt: »Was ist denn in Indonesien so schön?« Darauf beide, wie aus einem Mund: »Na, die Menschen! Die sind so freundlich und so rücksichtsvoll!«

Hier, bei ihr zu Hause, nicht. Es stellte sich nämlich heraus, dass nah bei ihnen, direkt um die Ecke, ihre Mutter wohnt – auch schon ein Stück über 90, aber bei bester Gesundheit. Ist ja auch bestens versorgt von ihrer Ältesten, die jeden Tag hingeht, wenn die Mama mit ihren Freundinnen im Café oder im Park sitzt. Die Tochter putzt dann, kauft ein, kocht, wäscht und bügelt. Die anderen drei Schwestern haben rechtzeitig das Weite gesucht und kommen selten herbei, schon gar nicht zum Helfen. Auf meine Frage, ob die Mutter inzwischen mal gemerkt habe, wie schlecht es ihr gehe, sagte die gute Tochter: »Die weiß, glaub ich, gar nicht, dass ich Krebs habe, die hört doch nicht zu. Wenn ich an dem Krebs gestorben wäre, hätte sie höchstens gesagt: Wer putzt mir denn jetzt die Fenster?«

Das ist eine ziemlich schreckliche Geschichte – aber: so was gibt's. Nun könnte man auf die Idee kommen, dieser Frau zu empfehlen, sich lieber einmal mehr um sich selbst und ihren netten Mann zu kümmern – dafür hat sie aber keine Zeit, und in dem kleinen katholischen Dorf, in dem sie wohnen, würde die daraus folgende Vernachlässigung der Mutter auch übel vermerkt werden, was sie fürchtet. Das schlechte Gewissen ist oft schwerer zu ertragen als so manches andere Übel.

Auch dass sie beide, wie ihr Mann richtig bemerkt, viel früher hätten wegziehen sollen, macht traurig, ist aber nicht mehr zu ändern. Auf die Frage, ob demnächst vielleicht doch mit dem Ableben der doch schon ziemlich alten Dame zu rechnen sei, lachten beide laut auf, und die Tochter sagte: »So wie's aussieht, überlebt die uns beide.« Das steht zu vermuten.

Was aber festzuhalten bleibt: Wenn sich die Patientin in der Umgebung freundlicher und rücksichtsvoller Menschen aufhielte, die nichts von ihre verlangten, und dann auch noch einen ausreichenden Abstand zwischen sich und der Rücksichtslosigkeit und Undankbarkeit ihrer Mutter herstellen könnte, wäre ihr, zumindest vorübergehend, geholfen. Dafür muss sie aber das »Indonesiengefühl« in sich wieder spüren – indem sie es in ihre sinnliche Erinnerung zurückruft, damit sie abchecken kann, wo es sich vielleicht auch hier bei uns irgendwo finden ließe. Sie entschied sich, in den Kirchenchor zu gehen. Dort hatte sie sich früher geborgen und wohlgelitten gefühlt – damit wollte sie anfangen. Dieses Wohlgefühl sollte als Erstes auf die andere Waagschale gelegt werden.

Immer wenn wir die Frage stellen: »Was fehlt mir?«, so stellt sich heraus, dass es das Gegenstück zu dem ist, was im Übermaß vorhanden ist, sei es nun etwas Gutes oder etwas Schlechtes – es ist nicht nötig, das zu unterscheiden.

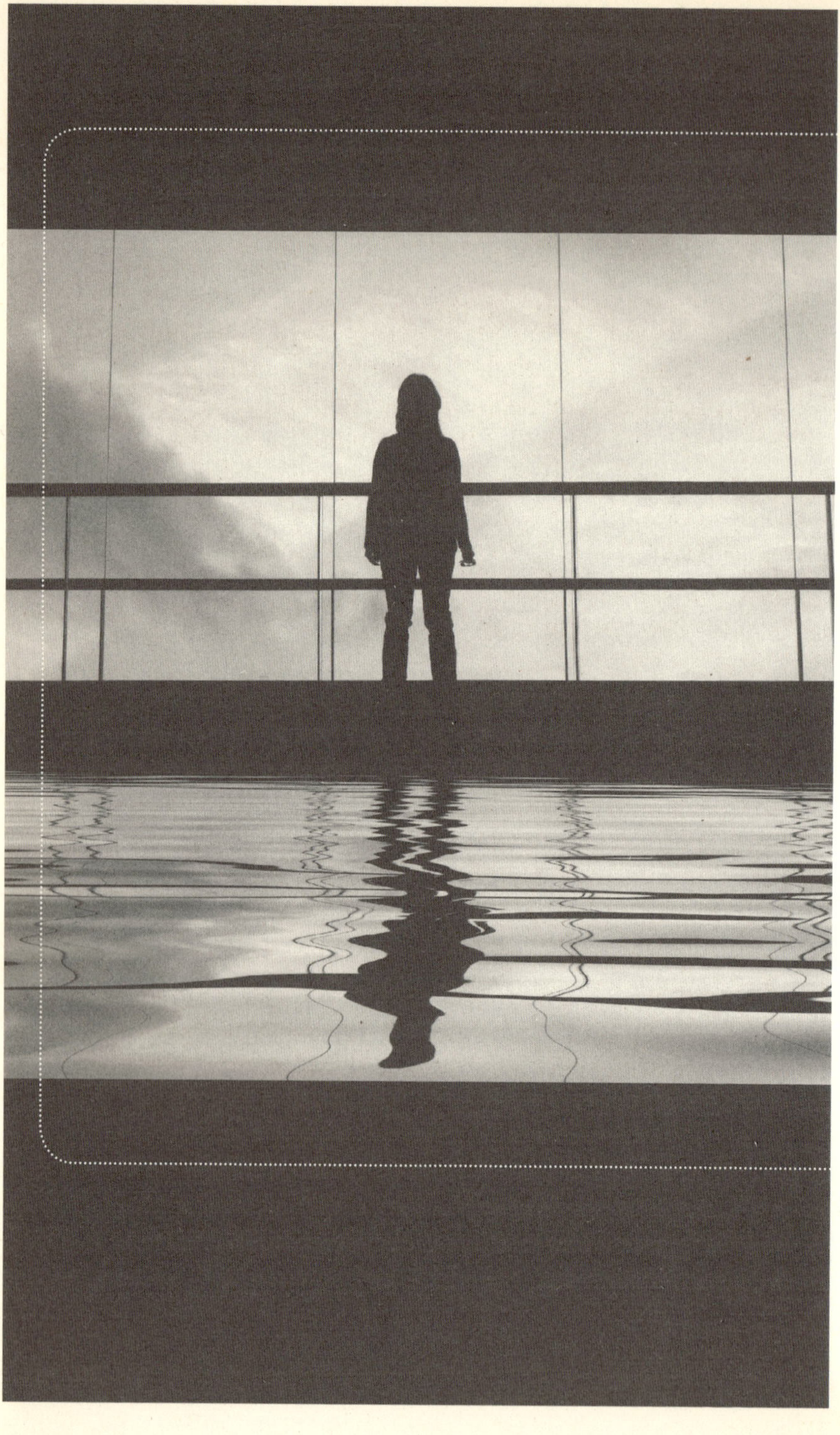

TEIL II:
Rhythmusstörungen

Wenn der Organismus aus dem Tritt gerät

Alles Lebendige hat eine Schwingung, einen Eigenrhythmus, seinen eigenen Zyklus. Denken wir an den wiederkehrenden Wechsel der Jahreszeiten, an den Mondzyklus, an Tag und Nacht, Ebbe und Flut, Kommen und Gehen, Leben und Tod.

Solchen schwingenden Zyklen ist auch der menschliche Organismus in vielfältiger Weise unterworfen. Nur dann, wenn die eigenen Rhythmen einigermaßen geordnet sind, kann der Körper ungestört funktionieren: einatmen und ausatmen, wachen und schlafen, essen und verdauen, arbeiten und ruhen, mit anderen und allein sein – all das kennen wir und achten doch nicht sorgfältig genug darauf, ob es in einem ausgewogenen Wechsel stattfindet. Wenn Sie noch einmal auf den letzten Satz zurückschauen, fällt Ihnen vielleicht auf, dass es sich dabei immer auch um einen Wechsel von Aktivität und Geschehenlassen handelt.

Hinzu kommen noch die ganz individuellen Biorhythmen. Die Verteilung der Energie über den Tag – Frühaufsteher oder nachtaktiv? Menstruationszyklus – wiederkehrende schwierige Tage? Verdauungszyklus – wann ist der Körper geistig wach, wann braucht er Ruhe und Entspannung für die Verdauung? Viele Leute wissen, dass sie zum Beispiel auf Reisen Verstopfungsprobleme bekommen, wenn sie ihren täglichen Rhythmus unterbrechen müssen.

Letzthin traf ich eine Apothekerin, der es wie Schuppen von den Augen fiel, als ich dieses Thema ansprach – was man ja gemeinhin nicht tut. Sie sagte: Seit Jahren nehme ich Abführmittel, wenn ich frühmorgens zur Arbeit muss! Aber ab morgen tausche ich die Frühschicht dauerhaft mit meiner Kollegin und gehe erst nachmittags in die Klinikapotheke – ich brauche morgens einfach mehr Zeit für mich, und meine Kollegin ist wegen ihrer Kinder sowieso lieber nachmittags zu Hause. Das trifft sich gut.

Zum Thema Rhythmus gehört auch zu wissen, wann der Körper bereit ist, Nahrung aufzunehmen. Das viel gepriesene dicke Frühstück ist nicht für jedermann gut, manche können erst am späten Vormittag feste Nahrung vertragen. Kinder, die morgens oft physisch und psychisch labil sind, gehen zu Recht »ohne

Frühstück in die Schule« – was Lehrer oft beklagen. Sie brauchen aber etwas Gutes für die Pause.

Überhaupt ist der tägliche gute Start essenziell für eine ausgewogene Energieökonomie des Tages. Aus den Wirren des Traumschlafes, der gegen Morgen hin gehäuft auftritt, gilt es, sich selbst zu ordnen, sich nach außen in die Welt hineinzuorientieren, das eigene Tempo zu finden, das jeden Tag ein bisschen anders sein kann. Deshalb sind die immer gleichen Morgenrituale so wichtig: Meditieren, Qigong, Tai-Chi, spazieren gehen, Gymnastik, joggen, Brötchen holen, Kaffee trinken und Zeitung lesen, oder, was sonst dazugehört. Im Qigong, das sind Übungen zur Pflege der Lebenskraft, die im Stehen ausgeführt werden, gilt der Satz: Bevor du gehst, sollst du stehen. Da merkt man, ob man an diesem Tagesbeginn standfest ist und wie man dasteht. Kluge Leute achten darauf, morgens erst einmal Tritt zu fassen, bevor sie hinausgehen und sich an die Arbeit machen. Es gibt aber Menschen, die quasi immer draußen in der Welt sind und nie richtig zu sich kommen – davon handelt die erste Rhythmusstörung, die wir uns näher anschauen.

1. Gefühlsblindheit – die Angewohnheit, ausschließlich nach draußen zu schauen

Vielleicht haben Sie schon einmal den Begriff »Alexithymie« gehört? Dieses seltsame Wort ist eigentlich eine psychopathologische Diagnose. Sie wird manchmal mit »Gefühlsblindheit« übersetzt – oder wie ein Spiegel-Titel es ausdrückte: »blind für Wut und Freude«. Manche Menschen haben nämlich kaum oder überhaupt keinen Zugang zu ihren eigenen Gefühlen – man könnte auch sagen, zu ihren Innenräumen. Wenn man sie fragt, wie es ihnen geht, schauen sie sich in der Welt um und sagen: gut oder schlecht – immer mit Bezug auf ihr Leben in der Außenwelt. Sie würden vielleicht einen Bezug herstellen zu ihrem Beruf, ihrer Familie, ihrem Einkommen, den Aussagen ihres

Arztes über ihre Gesundheit. Würden wir so jemanden fragen, was er letzte Nacht geträumt habe, was er sich wünschen würde, wenn er sich etwas wünschen dürfte, was er ersehne oder was ihm gerade durch den Kopf gehe, brächten wir ihn in Verlegenheit – falls er das so versteht, dass er einmal in sich hineinhören sollte, um eine Antwort zu finden.

Es gibt leichte und schwere Formen der Gefühlsblindheit. Einer meiner schon etwas älteren Patienten, ein Mann wohlgemerkt, sprach immer wieder sehr emotional über seine schwindende Leistungsfähigkeit, obwohl er im Betrieb dringend gebraucht werde, über die gesundheitlichen Probleme seiner Enkelkinder – alles sehr einfühlsam. Aber er sagte auch: »Wenn Sie wissen wollen, wie es mir psychisch geht, dann müssen Sie meine Frau fragen – die sieht es mir an.« Ich darauf: »Fragen Sie sie denn hin und wieder, wie es Ihnen geht?« – »Nein«, sagt er, »sie sagt mir das schon von sich aus: Heut geht's dir doch nicht so gut, lass uns mal lieber nicht zu diesem Geburtstagsfest gehen. Das ist heute nichts für dich.« Dieser Mann hat alles, was er braucht.

☞ *Die Mutter einer jungen Patientin litt nicht nur an Alexithymie, sondern auch noch an einem gravierenden Mangel an Empathie – was ganz falsch ausgedrückt ist:* ***Sie*** *litt natürlich überhaupt nicht. Wie sollte sie auch unter etwas leiden, wovon sie überhaupt nicht wusste, dass es das gibt und was es ist: Einfühlungsvermögen für sich selbst und andere. Ihre Tochter litt allerdings umso mehr. Wenn ein Kind geboren wird, ist es auf die Empathie seiner Mutter – seines Vaters oder einer anderen nahen Person – angewiesen, weil es noch nicht sagen kann, was es braucht. Das kleine Mädchen, nennen wir es Stephanie, wuchs dennoch heran und versuchte, soweit man das im Rückblick rekonstruieren kann, seine Mutter auf sich aufmerksam zu machen: Sie war frech, verwahrloste ihr Kinderzimmer, hielt dort jede Menge Mäuse – vor denen sich ihre Mutter fürchtete –, wurde mager-*

süchtig und dann richtig krank und nicht mehr gesund. Als ihr als Folge davon ein Bein bis zum Knie amputiert werden musste, kam die Mutter nicht einmal zur Operation ins Krankenhaus gefahren – das musste die Tochter auch allein durchstehen. Die Begründungen waren immer: »Keine Zeit, zu viel Arbeit, immer habe ich Sorgen mit dir, kann es denn bei uns nicht mal normal laufen wie in anderen Familien, wieso habe ich immer so viel am Hals usw.« Die Tochter, mittlerweile 22 Jahre alt, sehr intelligent, begabt, vital – keine, die so leicht aufgibt –, war nach einigen vergeblichen Reha-Versuchen und mit immer noch großen Schmerzen, die sich schlecht therapieren ließen, für einige Zeit wieder zu Hause. Und da geschah es: Sie wurde richtig verrückt, drehte durch, war nicht mehr bei sich, wurde extrem aggressiv, bedrohte ihre Mutter gewalttätig und kam direkt in die geschlossene Abteilung einer nahe gelegenen Psychiatrie, wo sie leider auch noch einen netten Pfleger in den Arm biss und schwer verletzte. Sie selbst merkte davon nichts, war fast drei Wochen lang nicht so recht bei sich, kann sich auch heute an nichts erinnern – gottlob!
Diese Zeit und ein derart verwirrter Zustand reichten aus, um ihrer Mutter einen so schweren Schock zuzufügen, dass sie aus ihrer Abgewandtheit erwachte und hinschaute. Sie war völlig verunsichert, machte sich Sorgen, kam herbei, wusste nicht, was sie den Leuten und der Verwandtschaft sagen sollte – zumal sie nicht wusste, wie lang diese Verrücktheit anhalten würde. Auch der Psychiater wusste es nicht – auch nicht, was für eine Diagnose er stellen sollte. Als Stephanie nach etwa drei Wochen so nach und nach wieder zu sich kam, rief er mich an, um sich zu beraten, ob das wohl eine psychotische Episode gewesen sein könnte – was wir aber beide nicht annahmen. Stephanie erholte sich rasch, wurde wieder so normal, wie sie immer gewesen war, und verwunderte sich sehr über ihre schrecklichen Taten, die man ihr berichtete, entschuldigte sich bei dem Pfleger,

besichtigte die zurückgebliebene Narbe und sagte: »Dass man mit den Zähnen so viel Kraft hat.«
Nun, das vorläufige Ende der Geschichte: Die Mutter ist immer noch einigermaßen gefühlsblind für sich selbst, aber nicht mehr so gravierend unempathisch gegenüber ihrer Tochter. Sie kümmert sich mehr um Stephanie, hört ihr manchmal zu, versucht, ihr entgegenzukommen, wo immer es geht, und nimmt sie zur Kenntnis. Und siehe da: Das Blatt hat sich gewendet. Die Reha macht Fortschritte, die Schmerzen sind erträglich, das Leben greift um sich. Und erst jetzt ist es dieser Tochter möglich, von zu Hause weg und ihre eigenen Wege zu gehen – zwar mit einer Beinprothese, aber immerhin. Das Schöne an der Geschichte: Stephanie, die viele Jahre lang ebenfalls überhaupt keinen Selbstbezug, keine Fürsorge für sich selbst hatte – von wem hätte sie es denn auch lernen sollen –, fing im Laufe der Therapie, aber besonders als Antwort auf die beginnende Fürsorge ihrer Mutter an, zu merken, was sie selbst braucht, um gut durchs Leben zu kommen. Jedoch, zu welch hohem Preis!

In der psychoanalytischen Therapie, in der die Träume des Patienten einen »Königsweg« zu seiner Psyche darstellen und die spontanen Äußerungen über sich selbst, die dem Patienten in der Therapiestunde einfallen, als therapeutisches Material dienen, sind alexithyme Menschen nicht gern gesehen. Es fällt ihnen oft nichts ein, sie zermartern sich schon vorher den Kopf, was sie denn die ganze Stunde erzählen sollen. Denn die verschütteten Emotionen, die sich in den Winkeln der psychischen Innenräume verbergen, sollen hervorgeholt und ins helle Licht des Bewusstseins gebracht werden, damit man sie anschauen und erklären bzw. deuten kann.

Der Begriff bzw. die Diagnose der Alexithymie stammt denn auch aus der Psychoanalyse und dient letztendlich dazu, diese Patienten sich erst gar nicht auf die Couch legen zu lassen.

Nun finden sich aber gerade unter den Patienten mit psychosomatischen Störungen viele von ihnen – und das ist leicht zu erklären. Wenn wir gehört haben, dass diese Menschen nicht in ihren eigenen Innenräumen wohnen – in die Innenräume anderer Menschen gehen sie dagegen gern hinein, es gibt unter ihnen auch nicht wenige Psychotherapeuten –, dann fragen wir uns doch: Wo halten die sich denn auf? Draußen! In der Welt, bei der Arbeit, bei anderen Menschen, bei Problemen, die gelöst werden wollen – bei allem, was sich da draußen eben so abspielt. Und damit sind sie erfolgreich! Und das kann man sehen! Und sie passen gut in unsere Gesellschaft, die auf sichtbaren Erfolg programmiert ist. Und das wissen sie selbst! Sie würden niemals auf die Idee einer Psychotherapie kommen – für andere schon, aber für sie selbst? Erfolg ist nicht therapiebedürftig – da braucht sich der psychoanalytische Kollege erst gar nicht zu fürchten, dass so jemand um Therapie nachsucht.

Was soll daran falsch sein? – fragt da der Alexithymiker.

Versuchen wir eine Antwort. Solang alles gut geht: überhaupt nichts. Weil er allerdings nicht merkt, wie es ihm geht, ob er einen anderen Menschen liebt oder verabscheut, was er mag oder nicht, ist eine solche psychische Verfassung auf Dauer kein Erfolgsrezept, weil eine wichtige »andere Hälfte« fehlt. Der oben erwähnte Mann mit seiner »besseren Hälfte« hatte es gut – so eine Beziehung ist ein echtes Ergänzungsmodell.

Die (fast) ausschließliche Orientierung auf die konkrete Außenwelt hindert ihn daran zu merken, wie es in ihm aussieht, wie es ihm geht – hindert ihn auch daran zu merken, was ihm fehlt, was er von Fall zu Fall brauchen (würde). Sein Körper hat zumindest von ihm keine Störungen zu erwarten – außer natürlich, er wird wie eine Maschine, nicht selten sogar wie eine Hochleistungsmaschine behandelt. Wenn der Körper selbst aber mal Probleme mit seinem Besitzer hat, dann hat er schlechte Karten. Dieser Mensch ist es nämlich nicht gewöhnt, auf leise Signale aus seinem Inneren zu hören. Deshalb wird der Körper massive Störungen senden, gewissermaßen sehr laute Hilferufe – oft sind es Schmerzen –, die der Betroffene nicht überhören kann. Da der Körper meist eine Störung schickt, die den Menschen in seinen gewohnten Tätigkeiten unterbricht oder diese überhaupt verhindert, ist der Betroffene davon auch wirklich sehr betroffen – und trägt das Problem sogleich zu einem Arzt, der, nach getaner Diagnostik, nur selten auf die Idee kommt, es könnte sich um eine psychosomatische Störung handeln. In einem solchen Fall werden fast immer Medikamente oder auch Operationen in den Blick genommen, weil der kranke Mensch gar nicht auf die Idee kommen *kann*, sein Körper wolle ihm etwas mitteilen. So etwas wie Körpersprache aus seinem Inneren kennt er nämlich nicht.

Falls es Ihnen aufgefallen ist – ich spreche bei der Gefühlsblindheit beharrlich in der männlichen Form –, es handelt sich dabei nämlich (nicht nur, aber meistens) um Männer. Nun können wir uns in der psychosomatischen Therapie eines solchen Menschen allerdings nicht leisten, ihn als gefühlsblind und nicht therapierbar, weil nicht zugänglich, abzustempeln – er braucht nämlich Hilfe. Und zwar sofort und schnell. Schauen wir uns sein angenommenes Defizit – keinen Zugang zu sich selbst – einmal von der positiven Seite her an, dann können wir, wie gesagt, feststellen, dass er etwas sehr gut kann: nach außen schauen und auf die Außenwelt sachgerecht reagieren. Das hat er gelernt. Man könnte diese Wahrnehmungsorientierung nach außen auch als eine durchgängige Angewohnheit bezeichnen, die von Erfolgen in der Außenwelt begünstigt und aufrechterhalten wird. Wenn nun aber eine Stimme aus einer anderen Richtung, zum Beispiel ein Körpersymptom, Aufmerksamkeit fordert, sollte es doch möglich sein, einfach die Wahrnehmungsrichtung zu ändern! Genau das ist die erste Aufgabe der Therapie: »Hören Sie hin!«

Die Entspannungsübung auf der CD, kombiniert mit der Ungehorsamkeits-Regel, ist ein einfacher Zugang zum Körper und zu sich selbst, der auch für einen Menschen geeignet ist, der sich sonst immer nur »draußen« in der konkreten Welt herumtreibt.

Wir können nämlich davon ausgehen, dass irgendwann im Leben der Zeitpunkt gekommen ist, wo der Mensch im wahrsten Sinne des Wortes »zu sich kommen« muss. Und wenn sein bisheriges Leben dazu nicht geeignet war, dann wird ihn seine Seele dazu zwingen, indem sie den Körper dafür benutzt, unüberhörbare Signale zu senden, Hindernisse aufzubauen und damit zu sagen: Na komm, nun *musst* du dich auch mal um dich und dein Befinden kümmern. So gesehen wäre die Alexithymie keine Psychopathologie, kein persönliches und überdauerndes Defizit, sondern ein einseitiger und unausgewogener Zugang zum Leben, der ergänzt werden muss um die andere Seite, den Zugang zu sich selbst. Das Symptom drückt deshalb ein Bedürfnis aus, die eigenen Innenräume zu erkunden und zu bewohnen und damit über einen größeren Lebensbereich zu verfügen als zuvor. Im eigentlichen Sinne ist es nichts anderes als die Aufforderung, ganz zu werden.

Es gibt Patienten mit psychosomatischen Störungen – oft kommen nacheinander mehrere und zunehmend schlimmere Symptome, wenn die ersten Anzeichen unterdrückt worden sind –, die im Laufe des Gesprächs über eine »innere Leere« klagen. Das verwundert nicht, wenn man bedenkt, dass dieses Innere noch gar nicht möbliert ist. In Wahrheit hat jeder und jede ein reiches Innenleben, Tag- und Nacht-Träume, Sehnsüchte und Gefühle – nur, die Türen dahin sind verschlossen, durch Nicht-Gebrauch eingerostet.

Und, zugegeben, wenn von dorther nichts Besseres kommt als ein Schmerz, ein Hexenschuss, ein Kopfschmerz oder Hautekzeme, um nur eine kleine Auswahl zu nennen, so ist es nicht gerade reizvoll, dorthin zu gehen und nachzusehen, was da sonst noch sein könnte. Wenn der Patient aber den Aufschrei aus seinem Inneren als einen Hilferuf verstehen kann: Kümmere dich endlich auch einmal um dich selbst!, dann ist das der Anfang eines guten Weges. Damit ist aber nicht gemeint, dass ab jetzt nur noch meditiert wird – nein! Die lang trainierte Fähigkeit zu erfolgsträchtiger Außenorientierung ist sozusagen auf der Haben-Seite, sie soll weiterhin wertgeschätzt und angewandt werden – dort, wo es angebracht und gefordert ist. Sie wird aber zunehmend ergänzt durch Innenorientierung – ebenfalls dort, wo es angebracht ist. Dann kann der Körper beruhigt seine lauten Proteste und Hilfeschreie zurücknehmen und anfangen, manierlich mit seinem Besitzer zu kommunizieren, weil er sicher sein kann, dass der hinhört.

Man könnte die einseitige Wahrnehmungsorientierung auf die Außenwelt als eine räumliche Rhythmusstörung bezeichnen, weil das Hin-und-Her-Pendeln zwischen Außenwelt und Innenwelt eine wichtige Bewegung ist, will man gesund bleiben.

Rhythmus verbinden wir aber gemeinhin mit einem zeitlichen Wechsel, einer Schwingung in der Zeit. Dass die zeitlichen Rhythmen gut eingespielt sind, ist für die Funktionsfähigkeit des Körpers grundlegend. Anders gesagt, wenn sie langfristig aus dem Tritt geraten, entsteht – oft schleichend, manchmal anfallartig – eine behindernde Funktionsstörung.

2. Anspannung, Unbeweglichkeit, Erstarrung – wie man chronische Rückenschmerzen, Spannungskopfschmerzen oder gar Fibromyalgie bekommen kann

Kennen Sie solche Zeiten, in denen es scheint, als sei Ihnen jegliche Beweglichkeit abhanden gekommen? In denen Sie sich wie erstarrt fühlen, festgefahren, keine Ahnung, wohin es gehen soll? Das ist kein angenehmes Lebensgefühl: das Gegenteil von tanzen, springen, hüpfen, singen.

Und wie fühlt es sich an, wenn Ihr Körper unbeweglich wird? Ganz massiv passiert das beim Hexenschuss, bei einem Bandscheibenvorfall und nach und nach, wenn die Schulter »einfriert«, wenn alles wehtut, sobald man sich rührt, und auch, wenn man still auf einem Stuhl sitzen und sich gar nicht rühren möchte.

Was ist da los? Wie kommt der Körper dazu, sich so zu verhalten, wenn wir doch anfangs davon ausgegangen waren, dass er intelligent ist – und wenn wir wissen, dass er Bewegung und Beweglichkeit dringend braucht.

Jeder Muskel, der sich eine Weile nicht bewegt, der also festgehalten wird, fängt an zu schmerzen – es bekommt ihm nicht. Deshalb ist die früher übliche Aufforderung an Schüler oder an Kinder bei Tisch: »Sitz gerade!« zwar ästhetisch gerechtfertigt, aber nur jeweils für höchstens drei Minuten, dann sollten sich die Kinder wieder für eine Weile lümmeln dürfen – Haltungswechsel sind gesund. Das hat sich mittlerweile auch in den bei Rückenschmerz-Patienten beliebten Rückenschulen herumgesprochen: Da kann man zwar lernen, richtig zu heben – aber das Sitzen in »aktiver Aufrechtspannung bei Beckenkippung« ist ebenfalls nur für drei Minuten zu empfehlen – »richtiges« Sitzen, wenn man damit eine bestimmte Sitzhaltung meint, gibt es nicht.

Auch das Gerücht, dass langes Sitzen – zum Beispiel am Schreibtisch oder im Auto – Rückenschmerzen macht, stimmt so nicht. Seit Jahren frage ich jeden Taxifahrer, während er mich herumfährt, ob ihm der Rücken wehtut, und da stellt sich heraus, dass diejenigen, die ihren Job lieben, überhaupt keine Rückenprobleme haben. Andere, die sofort anfangen loszuschimpfen, wie schlecht die Zeiten für Taxifahrer sind und dass sie immer schlechter werden – was ja stimmt –, die haben häufiger auch Rückenschmerzen.

Am Schreibtisch sitzend arbeitet der Mensch meistens angespannt konzentriert – das trifft nicht auf alle zu, manche legen die Füße auf den Tisch und denken entspannt nach, andere spielen Computerspiele, was aber auch oft hohe Anspannung und Konzentration erfordert. Anspannung im Kopf überträgt sich auf den Körper.

Die Vorstellung, dass schwere *körperliche* Arbeit Rückenschmerzen hervorruft, ist schlicht falsch. In Entwicklungsländern haben weniger Leute chronische Rückenschmerzen als in den westlichen Industrieländern.

Als die Eisenbahn gerade erfunden war, da bekamen beim Bahnfahren viele Reisende Rückenschmerzen – deshalb dachte man, die Vibrationen und damit das Bahnfahren seien ungesund. Wahrscheinlicher ist es, dass die Reisenden Angst hatten vor diesem lauten und schnellen Transportmittel, das man selbst nicht steuern konnte – und Angst macht im Körper Muskelanspannungen, und die machen Schmerzen.

Deshalb leuchtet es ein, dass bei einer großen wissenschaftlichen Studie etwas ganz anderes herauskam, nämlich dass Arbeitsunzufriedenheit eine Hauptursache für chronische Rückenschmerzen ist. Wie kommt die Unzufriedenheit in den Rücken? Die innere Anspannung überträgt sich auf die langen Rückenstrecker-Muskeln, die sich ihrerseits anspannen und chronisch festgehalten werden. Wenn man dann noch den Kopf einziehen muss – vor dem Chef oder vor KollegInnen –, dann kommen auch noch Nackenschmerzen dazu und Kopfschmerzen, falls sich der Arbeitsdruck – als psychischer Druck – aufbaut und im Kopf sammelt.

Spannungskopfschmerzen sind ein Übel, das die meisten Menschen kennen. Sie wissen, dass sich da im Kopf etwas zusammenbraut, nehmen eine Tablette ein – worauf diese Kopfschmerzen gut reagieren – und denken nicht weiter darüber nach, weil ihnen die Situation vertraut ist. Fast jeder Mensch hat hin und wieder Spannungskopfschmerzen, auch Kinder. Wenn solche Kopfschmerzen jedoch häufiger werden und zwangsläufig auch die Häufigkeit der Tabletteneinnahme zunimmt, dann wird daraus über kurz oder lang ein Teufelskreis, aus dem man schlecht wieder herausfindet: Es entsteht nämlich ein Medikamentenkopfschmerz zusätzlich zum Anspannungskopfschmerz – und da hilft dann nur noch eine regelrechte Entzugsbehandlung. Vielleicht wundern Sie sich gerade, dass ich die Kopfschmerzen vom Spannungstyp – wie sie nach der Kopfschmerzklassifikation genannt werden – zusammen mit den Rückenschmerzen abhandle und nicht bei der Migräne, die im nächsten Kapitel dran ist.

Beide entstehen aus Überlastung, bei beiden hat man Schmerzen im Kopf, und doch steckt dahinter eine unterschiedliche Reaktion und Dynamik im Körper, der die Belastung verarbeiten muss. Spannungskopfschmerzen bauen sich meist langsam auf – sie kommen schleichend – und ziehen sich bei Entspannung wieder zurück, während die Migräne anfallartig kommt, sich oft sehr schnell entwickelt und durch Entspannung kaum mehr unterbrochen werden kann. Die Spannungskopfschmerzen legen sich wie eine Haube oder ein Schraubstock von hinten her über den ganzen Kopf bis zu den Augen, der Schmerz ist drückend und dumpf und kann, wenn man sich gut ablenkt, sehr oft ausgeblendet werden. Dagegen ist der Migräneschmerz pulsierend und pochend und wird meist einseitig verspürt. An ihm sind die Kopfgefäße beteiligt, sie sind ungleichmäßig durchblutet und produzieren Entzündungsstoffe – das tut weh. Schon aus diesen kurzen Beschreibungen wird deutlich, dass die medikamentöse Therapie bei beiden Arten unterschiedlich sein muss.

Da aber die psychosomatische Therapie im Vorfeld ansetzt, also dort, wo sich die Belastungen und Verspannungen aufbauen, kann man bei beiden Kopfschmerzarten therapeutisch das Gleiche tun – aber nur, wenn man selbst rechtzeitig reagiert. Das heißt: nicht abwarten, bis der Körper nicht mehr anders kann, als Kopfschmerzen – welcher Art auch immer – zu produzieren, sondern rechtzeitig den Druck herausnehmen. Bei Kindern kommt es vor, dass der Spannungskopfschmerz in eine Migräne übergeht und umgekehrt – was man so verstehen kann, dass der Körper in seinen Reaktionsgewohnheiten noch nicht so festgelegt ist wie später im Erwachsenenalter (siehe auch Seemann 2002).

Bei den Spannungskopfschmerzen gerät das eigentliche Problem, dass sich die psychische Belastung in der Nackenmuskulatur und als Druck im Kopf abbildet, oft aus dem Blick, nicht zuletzt, weil sie, wie oben schon gesagt, gut auf Medikamente ansprechen.

Noch einmal zurück zu den Rückenschmerzen und zur Arbeitsunzufriedenheit – es darf auch eine allgemeine Lebensunzufriedenheit sein: Wenn zum Beispiel eine Krankenschwester unzufrieden zur Arbeit geht, dann verkraftet ihr Körper schweres Heben beim Umbetten viel schlechter, als wenn sie leicht und vergnügt daherkäme – sie verhebt sich dann schon einmal, bekommt einen Hexenschuss oder Lumbago und damit die Weigerung ihres Körpers, sich überhaupt noch zu bewegen. Da heißt es nachgeben, sich beim Körper entschuldigen – das meine ich ganz im Ernst! –, ihm versprechen, über das eigene Dasein nachzudenken, und erst einmal Ruhe geben.

Das widerspricht eindeutig jeglichem Ratschlag, den Sie von Orthopäden bekommen: Mobilisierung ist angesagt. Aber gemach! Erst einmal innehalten und darauf achten, was der Körper verlangt, ihm geben, was er braucht – Rückzug, Ruhe, Wärme –, und dann, sehr bald allerdings, langsam wieder in die Bewegung gehen.

Um auf unseren Ausgangspunkt, die Rhythmusstörung, zurückzukommen: Bewegungsverweigerung des Körpers hat immer mit rhythmischer Unausgewogenheit zu tun: zu viel Anspannung – zu wenig Entspannung und Ruhe. Oder aber: zu viel körperliche oder geistige Trägheit – zu wenig Bewegung und seelische Begeisterung.

Deshalb haben die Tagesklinik-Programme für Patienten mit chronischen Rückenschmerzen, die anfangs fast nur Fitnesstraining angeboten hatten, nun einen bekömmlicheren Wechsel von aktiven Trainingseinheiten und Entspannungsübungen über den Tag verteilt. Diese Programme sind sehr nützlich und wirksam (siehe z. B. Neubauer et al. 2006; Pöhlmann et al. 2009) und sie fördern bei jedem Teilnehmer das Nachdenken darüber, ob sein Leben noch im Fluss ist bzw. auf der richtigen Schiene rollt. Letzteres hat nun aber nicht nur etwas mit der körperlichen Fitness zu tun, wie folgende Geschichte illustriert.

In einem Übungsseminar zur Progressiven Muskelrelaxation (PMR) für Ärzte – PMR ist ein bevorzugtes Entspannungsverfahren für Patienten mit Rücken- und anderen Muskelschmerzen – war ein 42-jähriger Arzt, der als Einziger diese Technik nicht für seine Patienten erlernen wollte, sondern für sich selbst. Er hatte acht Jahre zuvor einen Bandscheibenvorfall gehabt und in der Folge durch diszipliniertes Fitnesstraining seine Rückenschmerzen gut »in den Griff« bekommen. Es ging ihm einige Jahre damit gut – aber nun hatte er seit gut zwei Jahren wieder Schmerzen im Rücken, obwohl er doch weiterhin trainierte und alles tat, was seinem Rücken helfen sollte. Nun wollte er Entspannung lernen, um besser in den Anspannungs-Entspannungs-Rhythmus zu kommen. Allerdings fürchtete er, den Tag nicht sitzend zu überleben, und fragte, ob er sich legen dürfe – was ich aber verneinte, weil ein arbeitender Mensch sich ja selten tagsüber zum Entspannen hinlegen kann. Meistens sitzt er und sollte sich in dieser Haltung entspannen können – für Menschen, die den ganzen Tag stehen müssen, gilt das Gleiche: Man kann auch entspannt stehen.
Als wir die erste Übung gemacht hatten, fragte ich ihn als Ersten, wie es ihm ergangen sei. Er war sehr verwundert, dass sein Rücken Ruhe gegeben hatte, dass er gut in die Entspannung hineingefunden, sogar ein wenig weggedriftet war und nichts mehr mitbekommen hatte – und dann sagte er doch ein wenig ärgerlich: »Diese Stühle hier mit den engen Armlehnen sind zum Entspannen völlig ungeeignet!«
Einige der anderen Teilnehmer schmunzelten und lachten verhalten, bis ihm auffiel, dass die Stühle überhaupt keine Armlehnen hatten. Da sagte er: »Aber – mir ist halt alles zu eng!«

Das genau meine ich, wenn ich sage, dass der Körper die innere Haltung des Menschen abbildet. Wie haben wir begonnen? *Das Seelische hat eine Entsprechung im Körperlichen* – wie wahr.

Wenn Sie zum Beispiel die Körperhaltung oder den Gang eines Menschen nachahmen, können Sie umgekehrt spüren, in welcher psychischen Verfassung er gerade ist.

In der Entspannung ist es leichter zu merken, was los ist, was man braucht, was einem fehlt. In der Anspannung des Tages teilt sich das nicht so leicht mit. Da sind wir nämlich alle mehr oder weniger »alexithym«, also nach außen orientiert – und das ist auch gut so, denn eine fortwährende Innenschau und Betrachtung der eigenen Befindlichkeit wäre für so manches Berufsleben kontraproduktiv. Bei manchen Menschen, solchen, die sonst nie »zu sich« kommen, passiert es, dass sich gerade in der Entspannung der Körper mit einem Symptom meldet – etwa mit Schulter-, Nacken-, Rückenschmerzen. Dann sage ich immer: Da hat Ihr Körper die Gelegenheit gewittert, sich bei Ihnen mal bemerkbar zu machen – fragen Sie höflich nach, was er sich von Ihnen wünscht.

Wenn nun einer sagt: Mir ist eben alles zu eng!, dann hat er damit das ausgedrückt, was bei Rhythmusstörungen vom Erstarrungstyp meistens der Hintergrund ist: Im sozialen, oft auch im geistigen Leben sind eine Enge, Unbeweglichkeit, Erstarrung eingetreten, die dieser besondere Mensch überhaupt nicht brauchen kann. Da sich solche Entwicklungen schleichend und oft auch unmerklich vollziehen – sie sind nicht beabsichtigt und werden nicht aktiv hergestellt –, bemerkt man sie vielleicht nicht oder nur an einem diffusen Unbehagen, das man nicht zuordnen kann: Eigentlich ist alles in Ordnung – vielleicht ein bisschen zu viel Ordnung und Sicherheit? Oft sind Spielräume verloren gegangen, der Aktionsradius hat sich verengt, man ist stärker eingespannt – schweift nicht mehr so viel umher. In Familien mag das dem oder der einen sehr entgegenkommen, dem oder der anderen bekommt so viel räumliche, soziale und geistige »Sesshaftigkeit« überhaupt nicht. Das Symptom, das daraus entsteht, ist aber nicht so leicht verstehbar: Es verhindert nämlich genau das, was es »eigentlich« provozieren möchte. Man könnte aber auch denken, das Symptom bildet genau das ab, ist ein Spiegel dessen, was sich da gerade abspielt: Unbeweglichkeit. Das erscheint paradox. Ist es aber nur teilweise. Die Ersatz-Bewegungen, die am eigentlichen Bedürfnis vorbeigehen, befriedigen den Körper nicht – er ist, wie wir oben gesehen haben, intelligent und weiß sehr genau, wann wir unseren Lebenspfad verlassen haben und uns beharrlich in die falsche Richtung bewegen, die falsche Fährte verfolgen, auch wenn wir dabei joggen oder in einen Gymnastik-Kurs gehen möchten – das lässt er nicht zu und hindert uns am Weitergehen.

Wenn man dann auch noch bedenkt, dass wir es bei Patienten mit chronischen Rücken- oder Kopfschmerzen mit Menschen zu tun haben, die nicht gerade verspielt sind, sondern eher aufgaben- und problembezogen, möglicherweise bis hin zur Alexithymie, die gelernt haben, in allen leistungsbezogenen Lebenslagen durchzuhalten, dann wird uns auch klar, dass die Schmerzen ebenso beharrlich sein werden wie dieser Mensch. Das gibt dann womöglich ein echtes Gezerre.

Anfangs geht erst einmal überhaupt nichts mehr – und wenn das anhält, denkt der betroffene Mensch, der sich noch im arbeitsfähigen Alter befindet, irgendwann an Frührente – schwerwiegende chronische Rückenschmerzen treten sowohl bei den Männern wie den Frauen am häufigsten im mittleren Alter auf, weil sie ihren alten, eingefahrenen Lebensstil – der ja lange Zeit erfolgreich war! – nicht aufgeben wollen. Sie wissen nämlich nicht, wie es anders gehen könnte. Um das herauszufinden, müssten sie z.B. das letzte Kapitel *Der Lebensbogen* gelesen haben. Dort steht geschrieben, dass es im Leben irgendwann einmal eine Wende geben muss, damit es weitergehen kann und leicht wird.

Ich traf einmal einen großen schweren Mann mittleren Alters, der schon seit längerer Zeit wegen seiner Rückenschmerzen arbeitsunfähig war laut seinen eigenen und den Berichten von zwei Reha-Kliniken. Er hatte zwar in einem Fitness-Studio immer ordentlich trainiert, mit geringem Erfolg. Als ich ihn traf, erzählte er strahlend, er arbeite wieder, was niemand erwartet hatte, er könne sogar wieder die schweren Gasrohre heben und bewegen – Rohre verlegen war nämlich sein Job – und es gehe ihm ziemlich gut. Ich fragte ihn, wie das denn zugegangen sei – was er aber auch nicht wusste. Dann frage ich ihn, seit wann das denn besser geworden sei. Da strahlte er über das ganze Gesicht und sagte: »Seitdem ich das Fitness-Studio gewechselt habe – ich gehe jetzt in den Nachbarort, da ist es viel netter! Da habe ich ein paar Leute kennengelernt, die treffe ich auch sonst immer mal, das ist richtig gut!«

Da war offenbar etwas in Bewegung geraten!

Eine Krankenschwester mit häufigen schweren Spannungskopfschmerzen sagte auf die Frage, was ihr dann helfen würde: Wenn ich mit meinem Hund rausgehe, Stöckchen werfe und wenn ich dann sehe, wie er springt und sich freut, dann wird mein Kopf freier. Neurophysiologen sprechen seit einiger Zeit von Spiegel-Neuronen: Sie lassen uns fühlen, was ein Gegenüber fühlt (Joachim Bauer 2008), und darauf reagiert auch der Körper.

Nun noch ein paar Worte zur Diagnose Fibromyalgie – was aus Patientensicht so viel heißt wie: alles tut weh. Hiervon sind besonders Frauen betroffen. Bei der Fibromyalgie haben wir es mit einem Erstarrungsphänomen der besonderen Art zu tun: Es sind nämlich nicht nur die festgehaltenen Muskelfasern, die wehtun, auch andere vegetative Funktionen sind festgefahren. Allerdings passiert dies niemals schnell oder gar anfallsartig, sondern schleichend und diskontinuierlich. Das heißt, dass anfangs Störungen auftreten, meist diffuse, umherwandernde Schmerzen, dann aber wieder alles normal funktioniert. Die Störungen kommen und gehen also, mal sind sie hier, mal dort an verschiedenen Körperorten. Meist spürt man sie zuerst in Armen und Beinen, also der Peripherie – sie sind nicht zu orten, nicht zu interpretieren, nicht zu diagnostizieren. Wenn eine gewisse Anzahl von definierten Körperpunkten druckempfindlich ist, dann stellt man die Verlegenheitsdiagnose Fibromyalgie. Was zu wenig beachtet wird, ist die vegetative Erstarrung. Das Vegetativum kann in der Erstarrung noch weniger gut funktionieren als die Muskulatur: Es ist auf den Wechsel, d.h. seinen Eigenrhythmus, angewiesen.

Das vegetative Nervensystem ist hochgradig flexibel, denn es sorgt dafür, dass sich die lebenswichtigen Funktionen – wie etwa der Atem, der Pulsschlag, der Muskeltonus – an veränderte Anforderungen der Umwelt und der Lebenstätigkeiten anpassen. Zum Beispiel die Wärme-Kälte-Anpassung: Wenn diese Regulationsfähigkeit nicht gut ausgeprägt ist, haben (vor allem) Frauen häufig kalte Hände und Füße. Das ist konstitutionell angelegt und beruht auf schlechter peripherer Durchblutung, während die Wärme sich in den inneren Körper zurückzieht. Da helfen meist auch Socken und Handschuhe wenig – aber Regulationstherapien wie Qigong, Yoga, Atemtherapie, aber auch Ausdauersport sind nützliche Maßnahmen.

Bei einer fortgeschrittenen Fibromyalgie mit ausgeprägter Regulationsstarre im Wärme-Kälte-Ausgleich versucht man, in der Kältekammer einen massiven Impuls zu setzen, um zu versuchen, das System wieder in Schwung zu bringen, was manchmal gelingt.

Es gibt Checklisten für die Aufzeichnung von Befindlichkeitsstörungen, die vorwiegend vegetative Störungen sind – Fibromyalgie-Patientinnen geben da viele Beschwerden an.

Wenn wir nun die Unbeweglichkeitsannahme auf dieses Beschwerdebild anwenden, dann stellen wir fest, dass es davor beschwerdefreie Zeiten gab – eine Symptom-Lücke, die in der Vergangenheit liegt. Sehr oft beginnen die Schmerzen, wenn irgendeine Art von Einengung beginnt.

Letzthin rief mich eine Frau mit einer sehr jungen Stimme an – sie war tatsächlich erst 36 – und fragte um Beratung nach wegen Fibromyalgie – dafür war sie eigentlich noch zu jung. Auch die Fibromyalgie war noch nicht alt, erst drei Jahre, was der jungen Frau aber lang vorkam. Ich bat sie, einmal nachzudenken, was sich in ihrem Leben verändert hatte, als nach und nach die ersten Symptome aufgetreten waren. Sie sagte: »Ja, also vor etwa vier Jahren bin ich mit meinem Freund zusammengezogen, das wollte ich gern, und eigentlich ist das auch sehr gut.« Auf das Wort »eigentlich« muss man immer hören. Als ich sie darauf ansprach, dass diese Schmerzen erfahrungsgemäß immer etwas mit festhalten, an etwas festhalten, unbeweglich sein usw. zu tun haben, sagte sie: »Ja, das ist das Einzige, was ich eigentlich nicht haben kann: Ich muss immer da sein oder sagen, wo ich gerade bin, wann ich wiederkomme, ich geh schon gar nicht mehr allein weg. Aber jetzt habe ich mich schon dran gewöhnt ...«

Das »eigentliche« Problem ist die Beharrlichkeit vieler Frauen – auch ein Durchhaltephänomen –, an einer einmal getroffenen Entscheidung festzuhalten oder gar nicht zu versuchen, sie für sich verträglicher zu gestalten. Auch die Zähne zusammenbeißen gehört dazu. Das führt nicht selten zu Gesichtsschmerzen und dem Verlust von Zähnen. Die Kaumuskulatur hat enorm viel Kraft – man könnte damit zubeißen, was sich natürlich nicht gehört. Aber auch laut schreien, fluchen, schimpfen – oder singen würde Entspannung bringen. Oder aber: etwas im Leben ändern. Die eben zitierte junge Frau könnte ja mal freundlich und beharrlich auf ihren eigenen Bewegungsspielräumen bestehen und schauen, ob ihre Beziehung diesen Veränderungen standhält. Das birgt ein gewisses Risiko – das Nicht-Reagieren aber auch.

Bei einem hohen Prozentsatz von Frauen mit Fibromyalgie gibt es verlässliche Hinweise auf Missbrauch und Vernachlässigung in ihrer Kindheit (Egle et al. 2004). Damals hat sie gelernt, durchzuhalten, nicht aufzugeben, konnte nicht weglaufen, sich nicht bewegen, sich nicht wehren. Solches wiederholt sich zuverlässig im späteren Leben, wenn die Situation bzw. die Bedingungen sich ähneln, wenn auch vielleicht nur entfernt, und im Körper Erinnerungen hervorrufen – ganz unwillkürlich, unbewusst und nicht zu steuern, aber nicht weniger schlimm.

Mehr dazu im 5. Kapitel über Trauma und Körpererinnerung.

3. Total aus dem Ruder – wie die Dynamik von Migräne, Asthma, Panikattacken verständlich wird

Während wir soeben das zuerst schleichende und dann chronische Festhalten der schwingenden Rhythmik in der Unbeweglichkeit und Erstarrung genauer betrachtet haben, wenden wir uns jetzt dem genauen Gegenteil zu: der Übersteuerung. Was meint, dass die Flügel der Schwingung zu weit nach oben und dann zu tief nach unten ausschlagen. Und zwar schnell, also anfallartig, danach kehrt wieder Ruhe ein und alles pendelt sich wieder in den normalen Schwingungsbereich ein – bis zum nächsten Aufschaukelungszyklus. Beim Migräne-Anfall ist das zum Beispiel so. Auch Asthmaanfälle kommen schnell und heftig, ebenso Panikattacken und Herzrasen, eines der Körpersymptome bei Angst.

Am Beispiel der Migräne will ich beschreiben, was da passiert – wobei zuerst gesagt werden muss, dass der Migräne eine angeborene neuronale Konstitution zugrunde liegt. Das sollte jeder wissen: Migräne-Patienten haben eine besondere Veranlagung und sind, infolgedessen, besondere Menschen.

Allerdings basieren auch alle anderen funktionellen Störungen auf einer besonderen Empfindsamkeit im Nervensystem des davon Betroffenen. Lediglich die Körper-Reaktionen unterscheiden sich, d. h. die Art und Weise, wie, und auch der Ort, wo der Körper auf Überbelastung antwortet.

Bei Menschen, die zu Migräne neigen, ist es das Zentralnervensystem (s. dazu eine Erklärung auf S. 67), das eine ganze Kaskade weiterer Reaktionen, auch im vegetativen Nervensystem (s. dazu eine Erklärung auf S. 66), auslöst. Die besondere

DAS VEGETATIVE NERVENSYSTEM ist das Zentralorgan bzw. der bevorzugte Austragungsort psychosomatischer Störungen. Die wichtigsten Nervenbahnen in diesem Funktionssystem sind Sympathikus und Parasympathikus – zwei Gegenspieler, deshalb werden sie als Agonist – Antagonist bezeichnet. Wenn die sympathischen Nerven stark erregt sind, zum Beispiel bei Angst und Panik, steigt beispielsweise der Blutdruck an, der Pulsschlag wird schneller, die Atmung verändert sich – dann greift normalerweise der Parasympathikus ein und reguliert alles wieder auf einen ausgeglichenen Zustand herunter: der Mensch beruhigt sich. Vegetative Funktionen schwanken ständig innerhalb bestimmter Grenzen, weil sie die erforderliche nervöse Erregung den wechselnden Situationen anpassen, und kehren dann, auch bei heftigen Ausschlägen in die eine oder andere Richtung, relativ schnell wieder in den Normalbereich zurück. Das Vegetativum reguliert vielerlei Körperfunktionen wie die Atmung, den Wärme-Kälte-Haushalt, den Kreislauf, die Durchblutung, die Pulsfrequenz, Wachen-Schlafen, Verdauung, Anspannung–Entspannung usw. Es sorgt selbsttätig für innere Balance, weshalb es auch autonomes Nervensystem genannt wird, und es reagiert *unwillkürlich*, ist also dem Willen nicht unterworfen. Man kann es allerdings beeinflussen, zum Beispiel durch Entspannung, manipulieren, zum Beispiel durch Medikamente, und man kann es, zum Beispiel durch körperliche und psychische Überbelastung, empfindlich und dauerhaft stören.

Wenn ein Mensch von seiner Konstitution her vegetativ träge ist, wenn er also gewohnheitsmäßig eher parasympathisch reagiert, wird er vielleicht dazu neigen, seine sympathischen Nerven zu stimulieren, z.B. Kaffe zu trinken, um sich auf ein Erregungsniveau zu bringen, das es ihm erlaubt, wach und aktiv zu sein. Theaterschauspieler und andere öffentlich auftretende Künstler brauchen sehr oft ein individuell hohes Maß an Erregung – Lampenfieber –, um den Anforderungen gerecht zu werden, denn diese Erregung spendet Wachheit und Energie. Umgekehrt benötigen Menschen, die zu Übererregung neigen, beruhigende und dämpfende Bedingungen, um eine optimale Arbeitserregung zu erzeugen, und sie brauchen eine ruhige Zeit vor dem Einschlafen, um parasympathisch »herunterzukommen«. Wenn sich der Organismus seinen inneren Regulationsaufgaben zuwendet, haben die inneren Organe und Hormone eine gesteigerte Aktivität. Das geschieht am besten im Zustand der Ruhe und Erholung, wenn das Wachbewusstsein, die Wahrnehmungsschärfe und der Muskeltonus heruntergesetzt sind.

DAS ZENTRALE NERVENSYSTEM, auch somatisches Nervensystem genannt, ist der Teil des komplexen, neuronalen Netzwerkes, mit dem der Mensch sich *willkürlich* seiner Außen- und Innenwelt zuwendet. Es hat viele verschiedene Teile mit unterschiedlichen Zuständigkeiten, die alle miteinander und mit dem vegetativen Nervensystem verschaltet sind und aufeinander reagieren. So kommt es, dass die Wahrnehmung eines Ereignisses, das vom zentralen Nervensystem als gefährlich erkannt wird, eine ganze Kaskade an sympathischen Reaktionen im vegetativen Nervensystem auslösen kann – ebenso wie Zuneigung und Liebe in positiver Art und Weise. Schon ein einziger Gedanke kann über die sympathische Erregung oder parasympathische Dämpfung des Vegetativums das innere (hormonelle) Milieu so verändern, dass daraus Missbehagen und Verstimmung oder Wohlbefinden hervorgeht. Auch die passive Muskulatur, der Muskeltonus ist mit verschaltet und reagiert oft synchron mit Verspannung oder Entspannung. Hieraus wird deutlich, dass wir beim Sprechen über einzelne Teile unseres Nervensystems nicht vergessen dürfen, dass immer alles, d.h. der ganze Mensch, in Mitleidenschaft gezogen wird – in die positive Richtung seines Wohlbefindens oder die negative Richtung der akuten oder chronischen psychosomatischen Störung.

Konstitution bzw. Disposition basiert auf einer übermäßigen Empfindlichkeit des Zentralnervensystems gegen Reize – die von außen oder auch von innen, d.h. aus der Gedankenwelt des Gehirns, auf dieses einwirken. Es kommt zu einer sogenannten Reizüberflutung – wieder einmal *zu viel.* Die angeborene Offenheit eines solchen Gehirns gegenüber Informationen zeigt sich in der besonderen Aufmerksamkeit dieser Menschen – auch wenn es langweilig ist, schlafen sie nicht einfach ein. Und, was man aus EEG-Forschungen weiß: Sie adaptieren nicht auf schon bekannte Informationen. Andere Gehirne winken innerlich ab – kenn ich schon! Und reagieren gar nicht mehr. Sie haben gut funktionierende Filtersysteme für einlaufende Reize. Das ist gesund. Wenn man aber immer und immer wieder auf alles, was daherkommt, reagieren muss, dann ist so ein Gehirn schnell überlastet. Bei Gefahr jedoch merken solche Menschen, die ihre Wahrnehmungsfühler ständig nach allen Seiten ausgefahren haben, sehr schnell, dass etwas nicht stimmt – wie das Reh, das am Waldrand nach allen Seiten Witterung aufnimmt. Für eine Menschenhorde oder eine Familie kann das sehr von Vorteil sein. Wenn aber die Umwelt reizintensiv ist – das ist sie heute fast überall –, dann reagiert das Gehirn mit einer sogenannten »Reizverarbeitungsstörung«, die der Migräne neurophysiologisch zugrunde liegt.

Im Hirnstamm, einem alten Teil unseres Gehirns, gibt es einen Fühler für Überlastungen des zentralen Nervensystems. Erinnern Sie sich? Ein wichtiger Aspekt der Intelligenz unseres Körpers besteht darin wahrzunehmen, ob noch alles in (individueller) Ordnung ist, und darin, Abweichungen der unbekömmlichen Art zu bemerken (siehe Seite 17 im Teil I). Genau dies tut dieser »Fühler« im Hirnstamm für sein Großhirn. Stellt er erhebliche Abweichungen vom Normalzustand fest, wird er sogleich tätig und provoziert einen Migräneanfall – weshalb man ihn auch als Migräne-Generator bezeichnet. Wenn Sie noch mehr über die Entstehungsdynamik eines Migräneanfalls wissen möchten, lesen Sie bei Sacks (2004) oder Seemann (2002) nach.

Gemeinhin stellt man sich unter einer Migräne heftige Kopfschmerzen vor – aber weit gefehlt. Schmerzen sind nur ein kleiner, wenn auch besonders unschöner Teil des Geschehens. Es handelt sich nämlich um einen massiven Zusammenbruch sehr vieler Funktionen des Organismus, der dabei aus seiner geordneten Arbeitsweise buchstäblich herausfällt. Man könnte auch sagen, die ansonsten wohlgeordneten Systemfunktionen stürzen ins Chaos ab.

Ein Migräneanfall kann mit seltsamen Halluzinationen, d.h. Wahrnehmungsstörungen, beginnen, die man als Migräne-Aura bezeichnet. Leichtere sensorische Wahrnehmungsstörungen wie Licht- und Geräuschempfindlichkeit sind aber die Regel und gehören als sogenannte Leitsymptome zur Differenzialdiagnostik der Migräne – sie kommen aber auch manchmal bei Kopfschmerzen des Spannungstyps vor. Licht erscheint grell, flackernd – Geräusche, besonders Stimmen, unerträglich laut. Ein anderes Kriterium, an dem man erkennt, ob es sich um Migräne handelt: Wenn sich der Schmerz beim Treppensteigen verschlimmert – beim Spannungskopfschmerz tun er das nicht.

Bei den Wahrnehmungsstörungen einer Migräne-Aura, die ungefähr eine halbe Stunde andauern kann, erleben die Betroffenen eine Veränderung der sichtbaren Welt: Die Gegenstände zerfallen zum Beispiel in Teile, sie werden größer oder schrumpfen, Lichtpunkte wandern durch das Gesichtsfeld, es erscheinen gezackte Gebilde wie die Zinnen auf Festungstürmen, aber auch bunte rotierende Strudel und noch viele andere Bilder. Patienten mit einer Migräne-Aura sprechen nicht gern über ihre visuellen Halluzinationen – weil sie wissen, dass diese auch als Leitsymptom von Psychosen gelten, und in diese diagnostische Ecke möchten sie nicht geraten. Und da diese Phänomene nach 20 bis 30 Minuten wieder vergehen, gibt es dazu auch gar keinen Anlass. Es gibt allerdings auch sogenannte isolierte Auren – auf die dann kein weiterer Migräneanfall folgt, und da ist es gut zu wissen, dass man sich beim Beginn der Aura am besten mit geschlossenen Augen hinlegt.

Wenn man sich manche Werke der modernen abstrakten Kunst ansieht, so finden wir fast alle Aura-Phänomene abgebildet, wie sie von Migränepatienten in dieser Phase eines Anfalls gesehen werden. Zweierlei ist daran erstaunlich: Die betroffenen Patienten haben in dieser Phase keinerlei Bewusstsein davon, dass es sich um Wahrnehmungsverzerrungen handelt, obwohl sie derlei schon viele Male erlebt haben – die modernen Künstler hatten keine Ahnung von einer Aura, weil die meisten von ihnen gar keine Migräne hatten. Bei Lewis Carroll, dem Autor von *Alice im Wunderland,* ist das zwar nicht geklärt – er hat in *Alice hinter den Spiegeln* jede Menge Wunderlichkeiten beschrieben, die allesamt Aura-Phänomene sein könnten. Ein anderes, oft sehr irritierendes Aura-Phänomen ist z. B. die Halbseitenblindheit, bei der nur noch die eine Hälfte der Realität sichtbar ist, während die andere Hälfte völlig fehlt. Ein Schulkind kann dann nicht aus einem Buch vorlesen, ein Autofahrer keine Verkehrsschilder und den Verkehr auf der anderen Straßenseite erkennen – ein normaler Umgang mit der räumlichen Umgebung ist dann nicht möglich. Mehr darüber und zu den vielen schillernden Facetten und Ausdrucksformen der Migräne-Aura findet sich bei Oliver Sacks (2004).

Auch Stimmungslabilität, Hautüberempfindlichkeit, erhöhte Geruchsempfindlichkeit, unwillkürliches Gähnen, Gefühlsstörungen bis hin zu Lähmungen in Armen und Beinen treten als Vorboten der Migräne auf, sind aber oft nur schwer als solche zu deuten.

Die meisten Migräneanfälle ohne vorhergehende Aura beginnen mit einem Flimmern des Lichts, gefolgt von Übelkeit, oft auch Erbrechen, Kopfschmerzen, manchmal Durchfall, Harndrang und allen möglichen anderen vegetativen Symptomen – immer jedoch mit dem unabweislichen Drang, sich zurückzuziehen, die Vorhänge zuzuziehen, niemanden um sich und einfach nur Ruhe zu haben. Also ein Bedürfnis, das das genaue Gegenteil der vorherigen Überlastungssituation mit ihrer Reizüberflutung darstellt. Wie ist dieser ganze Vorgang zu verstehen? Es ist der Organismus selbst, der ein instinktives Bedürfnis nach Reizabschirmung in Gang setzt, weil er selbst nicht über genügend Filtersysteme verfügt, um sich zu schützen. Er sagt: Zieh die äußeren Vorhänge zu, wenn die inneren fehlen. Wenn Menschen mit einer solchen angeborenen »Filterschwäche« lernen könnten – was sie sollten! –, sehr frühzeitig die Überlastung zu bemerken, dann könnten sie sich rechtzeitig »abschirmen«.

Eine Imaginationsübung dazu »Der Regenschirm« findet sich auf der CD.

Abgesehen von dieser allgemeinen Migräne-Dynamik muss man jedoch davon ausgehen, dass jede einzelne Migräne-Patientin – im Erwachsenenalter sind Frauen dreimal häufiger von Migräne betroffen als Männer – ihre individuelle Symptomatik hat. Diese Symptomatik ist so vielgestaltig, dass man sie nicht vergleichen kann – zum Beispiel gibt es auch Formen ohne Kopfschmerzen oder mit Schmerzen im Bauch, besonders häufig bei Kindern – und doch spricht man von Migräne.

Das immer gleiche Muster zeigt ihr *funktioneller* Ablauf – den schauen wir uns am besten vom Ende her an: Die Funktionsstörung, die wir Migräne nennen, geht bei ausreichender Ruhe *von selbst* wieder weg. Wenn man Patientinnen fragt, wie es ihnen nach einem Migräneanfall gehe, also dann, wenn sie wieder aufstehen und sich dem Leben erneut zuwenden, sagen viele von ihnen: »Da fühle ich mich wie neu geboren!«

Und wirklich ist der Mensch, der vorher noch schwer krank war, nun und noch für eine längere Zeit danach wieder völlig gesund. Und das geschieht auch ohne therapeutische Einflussnahme, einfach durch Ruhe und Rückzug. In dieser Aus-Zeit fasst der Organismus wieder Tritt, reguliert sich wieder ein und ist für eine gewisse Zeit in der Lage, normal zu funktionieren – bis er dann wieder eine übermäßige Belastung registriert und erneut zusammenbricht.

Es ist zunächst einmal nicht leicht zu verstehen, dass der Organismus seinen eigenen Zusammenbruch selbst inszeniert – und das aus gutem Grund. Die Migräne ist nämlich ein Schutzreflex, so etwas wie eine Notbremse, die der Organismus zieht, um sich selbst vor zu großer Überlastung zu schützen. Während der daran beteiligte Mensch noch lang nicht merken oder zugeben würde, dass es mal wieder zu viel ist, reagiert der Organismus sachgemäß und schnell: Er wirft den Menschen buchstäblich aufs Lager. Es ist interessant, dass viele Menschen, erst wenn die Migräne begonnen hat, den Drang verspüren, sich zurückzuziehen: Der Organismus verlangt es, und sie gehorchen. Andere nehmen dann lieber eines der sehr wirksamen neuen Migränemittel ein – wogegen gar nichts einzuwenden ist. Wenn sie allerdings weiter arbeiten, als wäre nichts geschehen, dann wird sich ihr Organismus rächen – er braucht die Aus-Zeit nämlich dringendst.

Das gilt auch für die sogenannte Wochenend-Migräne, die zunächst noch unverständlicher ist – denn das ist ja die Zeit der Entspannung. Und tatsächlich wird dieser Migränetyp auch *Entspannungs-Migräne* genannt. Hierbei benützt der Körper die natürliche Pause des Wochenendes, sackt aber wegen der vorausgegangenen übermäßigen oder zu langen Anspannungsphase total in den Keller. Präziser ausgedrückt: Die Übererregung im sympathischen Nervensystem kippt um und wird abrupt abgelöst von, wiederum überschießenden, parasympathischen Einflüssen. Dies zeigt sich auch im Umkippen von sympathischen Symptomen wie nervöse Übererregung, Hautrötung, Unruhegefühl, innere Hektik in parasympathische Symptomen wie Schwächegefühle, Müdigkeit, Hautblässe, Erbrechen.

Ein solcher Umschlag passiert auch in der Entspannung der Nacht, weshalb nicht wenige Betroffene morgens mit Migräne aufwachen. Wenn man Patienten mit Wochenend-Migräne sagen hört: »Solange ich arbeite, passiert mir nichts, am besten wäre es, ich würde immer weiter aktiv sein« – was so jemand oft auch noch im Urlaub durchhält –, so ist das langfristig eine Falle.

Die Wochenend-Migräne ist eine besonders zuverlässige und gleichzeitig rücksichtsvolle Migräneform. Zuverlässig, weil sie garantiert immer zur gleichen Zeit kommt und geht. Rücksichtsvoll, weil sie wichtige Tätigkeiten nicht unterbricht, sondern höflich abwartet, bis sich eine »passende« Gelegenheit ergibt.

Viele Menschen kennen eine andere Variante dieser Zuverlässigkeit ihres Körpers: Sie werden krank, sobald die Anspannung vorüber ist, z. B. in den ersten Urlaubstagen. Der Organismus hat große Energiereserven, sodass wir uns in Notzeiten auf ihn verlassen können. Dass er so manche Arbeitswoche für eine Not-Zeit hält, spricht für seine Intelligenz. Wenn aber solche Zeiten der Not jede Woche wiederkehren und er bei jeder Zwischenpause buchstäblich zusammenbrechen muss, sollte man aufmerksam werden.

Dann muss man selbst, und zwar konsequent, eine Unterbrechung, sprich lange Pause, einplanen und einhalten. Zum Beispiel einen freien Tag in der Mitte der Woche, damit die Belastungszeiten nicht weiterhin zu lang sind.

Oder man lernt, sein Erregungsniveau wahrzunehmen und, wenn es überzuschießen droht, rechtzeitig und konsequent herunterzuregulieren: eine Pause einlegen, aus der Konzentration herausgehen, in die Ferne schauen, entspannen, Musik hören. Qigong mit strenger Atemregulation hilft mir zum Beispiel am besten, einen Migräneanfall zu vermeiden.

Unser Nervensystem ist auf rhythmische Ausgewogenheit von Erregung und Entspannung, von Sympathikus und Parasympathikus angewiesen, wenn es gut und situationsangemessen funktionieren soll. Wenn der Organismus auf eine unverträgliche Übersteuerung mit einem Schutzreflex reagiert und damit einen großen Systemzusammenbruch provoziert, so tut er das, um seine ausgewogene Funktionsfähigkeit wiederzugewinnen. Dann nämlich geht es dem Menschen eine ganze Weile wieder gut, er ist gesund. Und die individuellen Migräne-Auslöser lösen dann keine Migräne aus! Das Nervensystem reagiert eine ganze Weile, als wäre es so robust wie das anderer Leute.

Früher, als man noch wenig über die Dynamik eines Migräneanfalls wusste, wurde viel über die Auslöser geforscht und nachgedacht. Und tatsächlich kennt ja jeder sensible Mensch solche Auslöser, die bei ihm das Fass zum Überlaufen bringen: Stress, Ärger in sozialen Beziehungen, Enttäuschung, ängstliche Erwartung, freudige Erregung, kurz, alles, was aufregt. Bei Kindern zählen zu den Migräne-Auslösern auch Kindergeburtstage und andere spannende Ereignisse. Sportliche Wettkämpfe ziehen Entspannungsmigräne nach sich, und eigener Ehrgeiz – meistens nicht der der Eltern – lässt die Anfallshäufigkeit ansteigen.

Aber auch alles Plötzliche und Unordentliche können das sprichwörtliche Fass zum Überlaufen bringen: Das Wetter zum Beispiel ist oft ziemlich unordentlich und unzuverlässig, und das kann ein Migränehirn nicht leiden. Bei vielen ist es ein Wetterumschwung, bei manchen Frauen ist es der monatliche Hormonabbruch kurz vor der Menstruation, und oft ist es auch ein unregelmäßiges Ess-, Trink- oder Schlafverhalten: Sonntags lang ausschlafen, wenn man während der Woche gewöhnt ist, früh aufzustehen, wird bestraft.

Wohingegen der Organismus regelmäßige Rituale, auf die er sich verlassen kann, sehr schätzt. Man sagt, Migräne-Patientinnen seien zwanghaft ordentlich – was stimmt. Es ist der instinktive Versuch, die äußere Umgebung in Ordnung zu halten, was anstrengend und nur vorübergehend erfolgreich ist – und seinerseits als Überbelastung und Migräne-Auslöser fungieren kann. Mit »Ordnungsliebe des Organismus« ist aber gemeint, die rhythmischen Eigenschwingungen des Organismus und der Psyche zuzulassen und nicht zu stören.

Auch Nahrungsmittel-Unverträglichkeiten gelten als Migräne-Auslöser, ebenso wie Nahrungsmittel allergische Reaktionen auslösen können. Solche Reaktionen fluten, wie die Migräne auch, schnell an, sind abrupt und heftig. Ebenso asthmatische Anfälle, die sich bei Kindern manchmal mit Migräne abwechseln, was auf einen analogen Mechanismus hinweist. Bei all diesen Reaktionen kann man annehmen, dass es sich um körperliche Panikreaktionen handelt.

Noch ein Wort zur Schokolade: Nicht wenige Menschen denken, Schokolade löse ihre Migräne aus. Dann sagt man: »Essen Sie doch einfach keine mehr.« Darauf sagen sie: »Aber ich habe manchmal einen richtige Heißhunger auf Schokolade – oder andere Süßigkeiten, Sahnetorte z. B. –, dem kann ich nicht widerstehen.«

So ist es. Was sie nicht wissen: Es ist ihr Körper, der das Süße verlangt – daher der Heißhunger, auch Craving-Verhalten genannt –, damit er schneller zusammenbrechen kann, denn genau das will er. Er zwingt gewissermaßen seinen Menschen zu einer Art Überstimulation, um schneller auf den Gipfel seiner Erregung zu gelangen, von wo aus er abstürzen kann. Ähnlich ist es auch mit dem bekannten High-Gefühl kurz vor einem Anfall, einem inneren Stress, der kognitive Hochleistungen ermöglicht, weshalb die Betroffenen sehr gut arbeiten und nicht damit aufhören können – bis der Zusammenbruch da ist. Dem Organismus macht so ein Anfall nämlich wenig aus – er weiß, dass er sich dann erholen kann, und möchte – ab einem gewissen Grad der Übererregung – nur noch und möglichst zügig in den parasympathischen Zustand der Erholung gelangen. Niemand lernt so schnell und präzise wie unser Organismus. Und letztendlich bleiben nach einem solchen massiven Systemzusammenbruch nicht einmal Schädigungen zurück – außer natürlich im Leben des Betroffenen. Da können die Schäden erheblich sein.

Eine Möglichkeit, solche Ereignisse zu vermeiden, ist, schnell und präzise zu reagieren. Ich sage zu meinen Migräne-Patientinnen oft: »Seien Sie schneller als Ihre Migräne!« Was so viel heißt wie: »Kommen Sie ihr zuvor.« Indem Sie die allerersten oder zumindest frühe Anzeichen einer beginnenden Entgleisung erkennen und selbst gegenregulieren. Jede Migräne hat ihre vegetativen oder psychischen Vorboten: unwillkürliches Gähnen, Stimmungsveränderungen, Heißhunger – bei jedem ist es etwas anderes. Dann heißt es entgegenkommen, sich zurückziehen, hinlegen, Augen zu. Wenn man nicht schnell reagiert, hilft nichts mehr, dann geht der Erregungsanstieg unaufhaltsam weiter – weil, wie gesagt, der Organismus an seinem eigenen Zusammenbruch interessiert ist.

Wenn man die beiden bisher beschriebenen Rhythmusstörungen miteinander vergleicht, so handelt es sich um zwei entgegengesetzte Dynamiken, die die bekömmliche Schwingung verzerren: einmal hin zum Festhalten – der Muskulatur und der vegetativen Regulationen –, das andere Mal hin zu übermäßigen Ausschlägen nach oben und unten. So leuchtet auch ein, dass bei der ersten Dynamik Bewegung ins System hineinmuss. Patienten mit Spannungskopfschmerzen sagen zum Beispiel, dass ihnen Bewegung an der frischen Luft hilft, während bei der Übersteuerungsdynamik Ruhe angesagt ist.

Nun wäre es gut, wenn jede und jeder entweder schon früh im Leben oder irgendwann einmal merken würde, zu welchem Typ Mensch sie oder er gehört, welche Belastungen schaden und welche vielleicht eher herausfordern und stärken. Da die Migränekonstitution des Gehirns angeboren ist – Migräne kommt gehäuft in Familienlinien vor –, zeigt sich schon sehr früh, was ein Kind vertragen kann und was nicht. Wenn man davon ausgehen muss, dass solche Kinder sensibel auf bestimmte Situationen reagieren, so heißt das nicht, dass sie nervlich schwächeln: ganz im Gegenteil, sie ähneln in vielerlei Hinsicht Hochleistungs-Turbo-Maschinen. Aber manches, z.B. starke Erregung, soziale Enttäuschungen, großes Durcheinander, können sie nicht vertragen und sollten ihr Leben danach einrichten.

Menschen, die eher zur inneren Unbeweglichkeit, zum Festhalten und Erstarren neigen, merken das vielleicht erst viel später im Leben: Auch sie sollten aufmerksam sein und bei den ersten Symptomen gegensteuern. Der Körper wird die richtigen Zeichen geben.

4. Chronische Erschöpfung – wie gerät man in den Burnout und wieder heraus?

Bei einem Erschöpfungssyndrom – ein Syndrom ist ein ganzer Komplex verschiedener Symptome – wird der schwingende Rhythmus der Funktionen des Organismus mit der Zeit immer flacher, bis er fast völlig versiegt. Würde man diese Rhythmusstörung grafisch darstellen, so sähe sie ähnlich aus wie beim

Erstarrungssyndrom – nichts bewegt sich mehr –, jedoch energetisch gesehen auf einem niedrigeren Niveau. Natürlich können sich beide Störungen überlagern, wenn aus der chronischen Erstarrung schließlich Erschöpfung resultiert – festhalten kostet Kraft. Die Dynamik des Erschöpfungssyndroms endet allerdings meist dramatischer, zum Beispiel in einem Burnout – was man mit ausgebrannt sein übersetzen kann, ein Begriff, der darauf hindeutet, dass vorher ein Feuer war, das sich verzehrt hat – die Betroffenen fühlen sich denn auch so, als wäre von ihnen nur Asche übrig geblieben.

Wie kommt so etwas zustande? Durch den systematischen Raubbau an den eigenen Energiereserven. Und es betrifft sehr oft solche Menschen, die viel Energie haben, aktiv und fit sind, viel leisten, sich selbst nichts schenken, stolz darauf sind, und zwar mit Recht. Wie weiter oben schon gesagt wurde, kann der menschliche Organismus unglaubliche Mengen an Energie mobilisieren, wenn es um das Überleben – das eigene oder das der Kinder – geht oder darum, eine Notsituation durchzustehen, wenn Gefahr droht und gekämpft oder geflüchtet werden muss. Dann schüttet der Organismus Botenstoffe aus, die alle Organfunktionen aktivieren, die Muskulatur mit Kraft ausstatten und die Psyche auf »durchhalten« programmieren.

Nach einem solchen Ereignis bzw. einer solchen Zeitspanne ist der Organismus auf Erholung angewiesen, um seine Energiereserven wieder aufzufüllen. Auch hier wieder ist der Wechsel zwischen Stress – der kurzfristig überhaupt nicht schädlich ist, sondern sogar sehr anregend sein kann – und Erholung essenziell. Ein Erschöpfungssyndrom entsteht, wenn der Stress nicht oder nicht lang genug abgebaut wird und die Energiereserven nicht mehr ausreichend aufgefüllt werden – dann versiegen sie.

Dauert eine Belastungsphase zu lang, Jahre vielleicht, wenn zum Beispiel jemand gepflegt werden muss, bei der schon sprichwörtlichen Doppel- oder Dreifach-Belastung vieler Frauen, dann resultiert daraus möglicherweise eine Dynamik, wie sie oben unter dem Stichwort »Entspannungsmigräne« beschrieben wurde. Da hoffen die Menschen auf ein Ende des Martyriums, wenn sie wieder durchatmen können, erwarten, dass nun alles leichter werden wird – und bekommen stattdessen von ihrem Körper die Quittung in Form einer schweren Erkrankung. Dabei sieht man regelmäßig das Phänomen, dass sich dann psychosomatische Störungen, auch wenn sie längst chronisch geworden sind, zurückziehen: Wenn eine körperliche »Aufgabe« dazwischenkommt, geben sie ihr Vorrang und pausieren – kommen später aber zuverlässig zurück.

Ein Erschöpfungs-Syndrom kündigt sich an und kann aufgehalten werden, wenn die Zeichen erkannt und beachtet werden. Bei Frauen steht die körperliche Symptomatik im Vordergrund – Müdigkeit, Rückenschmerzen, Schlafstörungen, Essstörungen – zu viel oder zu wenig – Magen-Darmstörungen – je nach individueller Veranlagung. Bei Männern bemerkt man Überlastung oft in ihrem Beziehungsverhaltung als Reizbarkeit, Rücksichtslosigkeit, ironische und sarkastische Reaktionen sowie in selbstschädigendem Verhalten wie Tabletten- und Alkohol-Abusus, und natürlich reagieren sie auch mit Rücken- und Kopfschmerzen und als deren Folge mit sozialem Rückzug. Bei Männern ist also zuerst das soziale Umfeld betroffen, sie selbst merken lang nichts – erst wenn wirklich nichts mehr geht.

Das Ende aller Kräfte, wenn man von einem Burnout spricht, resultiert in einem Lebensgefühl, dass alles zu viel ist, dass schon morgens der Tag wie eine unüberwindliche Wand vor einem steht, dass man sich nur noch weit weg wünscht. Letztendlich sehnt man den Tod herbei, damit die ganze Anstrengung ein Ende hat. Gottlob reicht die Energie meist nicht für den Suizid.

Da sich die Schilderungen der Patienten für den Arzt so anhören, als handle es sich um eine schwere klinische Depression, bekommen diese Patienten dann stimmungsaufhellende Medikamente verordnet – Vorsicht! Falls das Antidepressivum aktivierende Komponenten enthält, erhöht sich das Suizidrisiko.

Diese Menschen benötigen vor allem anderen eine lange Aus-Zeit. Das sollten auch die Reha-Kliniken stärker berücksichtigen und mit ihren wohlmeinenden »Anwendungen«, mit denen sie die Patienten den Tag über beschäftigt halten, ein wenig zurückhaltender sein. Eine Lehrerin, die wegen chronischer Erschöpfung, nahe am Burnout, eine Kur genehmigt bekommen hatte, kam völlig »kaputt« von dort zurück. Sie beschwerte sich bei ihrer Krankenkasse und bekam sehr zeitnah eine weitere Kur genehmigt – diesmal zur Erholung.

Zunächst einmal gilt es jedoch zu schauen, *was* so viel Kraft kostet. Die meisten Menschen denken, wenn man von der Arbeit heimkommt, ist man eben müde. Falls sie nach der Arbeit mit ihrer Freundin ins Schwimmbad oder er mit dem Kumpel in die Kneipe – oder umgekehrt – geht, siehe da! – keine Müdigkeit zu sehen. Die ist schon nach Hause gegangen und sitzt dort wartend auf dem Sofa: Kaum kommt man zur Tür herein, breitet sie sich lähmend in allen Gliedern aus, da hilft nur noch eines: vor dem Fernseher abhängen.

Eine noch junge Patientin, die wegen Spannungskopfschmerzen um Beratung nachgesucht hatte, erzählte, sie habe einen so anstrengenden Job, dass sie jeden Abend nicht einmal mehr die Treppen zu ihrer Wohnung hochkomme – sie wohnte im zweiten Stock – und sich erst einmal zum Atemholen auf die unterste Treppenstufe setzen müsse, bevor sie hinaufgehen könne. Im Zusammenhang mit den Kopfschmerzen hatten wir schon über ihre druckvolle Situation im Büro gesprochen – aber ich wusste auch, dass sie dort ständig die Treppen hinauf- und hinunterrannte. Aus Fitnessgründen vermied sie es, den Fahrstuhl zu nehmen.
Als ich sie fragte, ob das schon immer so war, wurde sie nachdenklich und sagte: »Nein, erst seit meine Mutter bei mir eingezogen ist.« Ihre Eltern hatten sich getrennt und ihre Mutter hatte – vorübergehend – nicht gewusst wohin. Da die Wohnung groß war, ging dieser Zustand nicht vorüber und die

Mutter nicht wieder weg. Die Mama fühlte sich nicht mehr so allein, kaufte ein und kochte abends, der Tochter gefiel das gut, sie kamen miteinander aus.
Aber nach einiger Zeit verweigerten sich die Beine der jungen Frau und mussten jeden Abend erneut überredet werden, sie dorthin zu tragen, wo es doch eigentlich gar nicht so schlecht war – aber auch nicht richtig gut. Die junge Frau sagte: »Irgendwie warte ich schon die ganze Zeit darauf, dass sie etwas Eigenes findet, aber ich mag nichts sagen, es geht ihr ja nicht so gut.«

Es lohnt sich bei spontanem Kräfteschwund oder bei übermäßigem Schlafbedürfnis immer, die »Lückenfrage« zu stellen: Wann, wo und wofür ist Energie vorhanden? Und wann ist sie weg? Es kann sich da auch um eine Art Eskapismus handeln, d.h. eine Fluchtbewegung aus einer nicht auflösbaren unerträglichen Situation, in der die Energie zu sagen scheint: Ich gehe schon mal an einen besseren Ort und warte dort, bis du nachkommst. Oder, was häufiger vorkommt, ein energetisches Hin und Her in einer ambivalenten Lage wie die eben beschriebene: Sie hat etwas Gutes und gleichzeitig etwas Unerwünschtes – wie die meisten Lebenssituationen. Wenn der Körper aber so deutliche Signale schickt, dann heißt es etwas unternehmen.

☞ *Das prägnanteste Beispiel habe ich einmal mit einer jungen Frau erlebt, die aus ihrem Heimatdorf in der Südpfalz zusammen mit ihrem Mann in eine Kleinstadt in der Nähe umgezogen war, damit dieser nicht so weit zur Arbeit fahren musste. Sie fand dort auch eine Halbtagsstelle als Arzthelferin, wo sie sich sehr gut aufgenommen und wohlfühlte. Aber kaum hatte sie am frühen Nachmittag heimkommend ihre neue, schöne, helle und geräumige Wohnung betreten, wurde sie »depressiv«. Sie hatte überhaupt keine Lust, irgendetwas zu tun, nicht einmal, hinauszugehen, saß missmutig herum und wunderte sich, weil ihre Vormittage eigentlich gar nicht*

so anstrengend waren. Manchmal raffte sie sich auf und fuhr die dreißig Kilometer in ihr Heimatdorf. Schon auf der Fahrt wurde sie putzmunter, »zu Hause« – wie sie sagte – erst recht. Mit der Zeit fuhr sie fast jeden Tag gleich nach der Arbeit und blieb auch mal über das Wochenende dort. Als sie die Absurdität ihres Verhaltens bemerkte – nun verfuhr sie statt ihres Mannes viel Zeit und Benzin –, zwang sie sich, in ihrem neuen Zuhause zu bleiben, und wurde richtiggehend gemütskrank. Das war der Zeitpunkt, als ich die beiden sah.
Als ihr Mann sie weinen sah und sagen hörte: »Ich brauch das einfach, die Landschaft und die Wiese und die Katze und meine Freundinnen und den Geruch und .... alles eben«, fiel er aus allen Wolken und sagte sofort: »Aber das ist doch gar keine Frage, wir gehen sofort zurück und suchen uns dort eine Wohnung, und eine Arbeit findest du da sicher auch, und mir macht es überhaupt nichts aus, ein Stückchen weiter zu fahren ... hättest du doch was gesagt!«

Es lohnt sich immer, die Lücke im Elend zu suchen, um herauszufinden, ob es irgendwo etwas gibt oder früher einmal etwas gab, was man *wirklich* braucht. So gewinnt man eine Land- und Zeitkarte, die die Gegenden enthält, wo die eigene Energie positiv verteilt ist und wo andererseits die Energielöcher sind, in die man nicht hineinfallen sollte. Um offene Gullis auf der Straße macht man doch auch einen Bogen.

Nur dann, wenn die Energie durch nichts mehr hervorzulocken ist, dann sprechen wir von Burnout – mit dem Bedarf einer langen Aus-Zeit. Dass es lang dauern kann – manchmal ein ganzes Jahr –, bis sich nach dem Ausgebrannt-Sein die Energie wieder aufgefüllt hat, ist inzwischen wohlbekannt. Es hilft aber wenig, sich dabei nur auszuruhen mit der Perspektive, dort in das gleiche System wieder einzusteigen, wo man herausgefallen ist.

Das neu zu entzündende Lebensfeuer muss von anderem Material gespeist und am Brennen gehalten werden als zuvor. Es muss etwas her, was begeistert, und derlei findet im Kopf statt bzw. im Herzen: Ein Herzensfeuer muss neu entfacht werden.

Denn so eine Unterbrechung hat ihren Sinn: Etwas Neues will hervorkommen – wie wir später im Kapitel über den Lebensbogen sehen werden.

5. Wenn der Körper sich erinnert – nichts geht verloren: das Gute nicht, das Schlechte nicht

Die letzte der zu erörternden Rhythmusstörungen ist von besonderer Art: Sie ist diejenige, die lange Zeit in der medizinischen Psychotherapie als die wichtigste galt.

Hierbei erinnert sich der Körper an ein vergangenes Trauma. Ein Trauma ist eine schwere körperliche oder psychische Verletzung, die in der traumatischen Situation nicht mit Gegenwehr oder Flucht beantwortet werden kann. Das wäre bzw. ist die natürliche Reaktion des Organismus auf Stress, für den er sich innerlich spontan rüstet: kämpfen oder fliehen. Ein körperliches Trauma z.B. bei einem Unfall hinterlässt tiefe Spuren im (Körper-)Gedächtnis – der betroffene Mensch ist diesem Ereignis hilflos ausgeliefert, kann sich selbst nicht helfen.

☞ *Eine Medizinstudentin berichtete darüber sehr eindrucksvoll. Sie hatte auf einer Urlaubsreise einen schrecklichen Unfall, den sie wie durch ein Wunder überlebte. Ein Lastwagen war auf der Autobahn zum Überholen nach links ausgeschert, ohne zu bemerken, dass sie bereits neben ihm fuhr. Das Auto der jungen Frau wurde völlig zermalmt, sie selbst hatte lebensgefährliche Verletzungen und Knochenbrüche, die sie ein ganzes Jahr in verschiedenen Krankenhäusern festhielten. Als ich sie traf, war ihr äußerlich davon überhaupt nichts mehr anzusehen. Das Einzige, was zurückgeblieben war: eine panische Angst vor dem Autofahren auf der Autobahn. Aber auch, wenn sie nur daran dachte, wenn ihr der Unfall unwillkürlich in den Sinn kam, reagierte ihr Körper mit der gesamten Panikreaktion wie in dem Moment, als der Lastwagen ausscherte und auf sie zukam. Von diesem Moment an stand sie unter Schock und erinnerte sich an nichts mehr. Aber die Todesangst, die spontan alle Energien in ihrem Körper mobilisiert hatte, überfiel sie unvermittelt auch dann, wenn sie z. B. an ihrem Schreibtisch saß und ihr Verstand die Situation als absolut sicher erkannte (aus Seemann 2007).*

So dramatisch muss ein Trauma nicht sein, um sich in der Körpererinnerung zu verankern. Es gibt Situationen, in denen die Seele ein Trauma erlebt, das sie im Körper aufbewahrt – während der Mensch dabei mit seiner bewussten Aufmerksamkeit völlig absorbiert ist und vielleicht nicht gleich merkt, wie ihm geschieht. Von Soldaten hören wir das – neuerdings auch von deutschen Soldaten in Afghanistan –, die erst nach ihrer Rückkehr in »sichere« Gegenden bemerken, wie sehr sie von ihren Erlebnissen der Angst und Bedrohung traumatisiert worden sind. Sie entwickeln eine posttraumatische Belastungsstörung – und wenn sie merken, dass die vergangenen Schrecknisse sie immer wieder heimsuchen, sie nicht schlafen und ihre normalen Tätigkeiten ungestört ausführen lassen, dann sollten sie sofort anfangen, darüber zu sprechen – vielleicht mit Menschen, die Ähnliches erlebt haben – und sich einen fachlich gut geschulten Therapeuten zu suchen. Dieser Rat gilt für alle, die an einer posttraumatischen Belastungsstörung leiden. Diese Störung kann auch noch spät nach der traumatisierenden Erfahrung zum Vorschein kommen – oft schlummert sie lange Zeit in den Tiefen der Seele, wohin sie eine jedem Menschen eigene Schutzvorrichtung, die man Verdrängung nennt, verschoben hat. Wenn später erneut eine Situation von Ohnmacht und Hilflosigkeit auftritt, kann sie hervorkommen – dazu zwingen, ins Bewusstsein zu treten, d. h. »aufdecken« sollte man sie nicht.

Die Machtlosigkeit als besonderes Kennzeichen der Trauma-Erfahrung ist in der Kindheit, in der frühen Kindheit zumal, bestimmend. Gewalt- und Missbrauchssituationen in der Kindheit sind von besonders tückischer Art, denn das Kind ist kognitiv und wegen seiner Abhängigkeit und seines Vertrauens in die Person, die ihm das antut, nicht in der Lage, sich zu entziehen – auch wenn ihm dabei nicht wohl ist, wenn es merkt: da ist etwas nicht in Ordnung. Es kann sich nicht wehren, traut sich nicht zu schreien oder wegzulaufen, ist unsicher, ob es »die Strafe« nicht vielleicht doch verdient hat und so fort. Wenn dann später eine Situation der ursprünglichen Erfahrung ähnelt, sei es auch nur in einem kleinen Bestandteil, einer Farbe, einem Geruch, einer Anmutung, dann reagiert der Körper wieder genau so – mit der gleichen Angst, dem gleichen Schmerz, den gleichen inneren Bildern und der gleichen körperlichen Vehemenz. Man nennt solche Symptome »flash backs« – ihnen sind die Betroffenen wiederum hilflos ausgeliefert. Vom Organismus aus gesehen eine intelligente und nützliche Reaktion. Er sagt: Hüte dich, lauf weg, so etwas darf uns nie wieder passieren!

Da gilt es, dem Körper zu versichern, dass ihm derlei niemals mehr widerfahren wird, weil er jetzt einen mächtigen Beschützer hat, der aufpasst, der rechtzeitig merkt, wenn Gefahr droht, der weiß, wie man ihr begegnet – der jetzt erwachsene Mensch. Er ist es, der ganz klarstellen muss, dass Unrecht geschehen ist, der den Körper tröstet für das Erlittene, der ihm – vor allem anderen! – Respekt und sogar Bewunderung zollt dafür, dass er nicht aufgegeben hat und dennoch herangewachsen ist, dass er mit dieser Last auf der Seele überlebt hat. Manchmal braucht jemand dafür Unterstützung durch einen Therapeuten – die eigentliche Ermutigung des eigenen Körpers, der immer wieder voller Angst zur traumatischen Situation zurückkehrt, muss vom Betroffenen selbst kommen. Die beiden leben schließlich eng zusammen. Und da gilt es herauszufinden, wie das gute Leben zukünftig aussehen sollte, nachdem es doch früher oft so verdüstert und gefährdet war.

Wenn man mit einem traumatisierten Kind oder mittlerweile erwachsenen Menschen beharrlich und ermutigend in die Zukunft blickt, dann trauen sich mit der Zeit Wünsche und Sehnsuchtsbilder hervorzukommen, zuerst zaghaft und dann mit großer Macht. Denn jeder Mensch trägt in sich von Anfang an Bilder von einem guten Leben – die, auch wenn sie sich, aufgrund realer Erfahrungen, in den hintersten Winkel der Seele zurückgezogen haben, wieder hervorkommen, wenn die Zeit sich als günstig erweist (siehe auch Seemann 2008).

Eine andere, vielleicht noch schlimmere Reaktion des Organismus kennt man als Folge emotionaler Vernachlässigung in der Kindheit: den Wiederholungszwang. Wenn wir von kindlicher Traumatisierung sprechen, haben wir früher selten daran gedacht, dass manche Kinder in einer Atmosphäre von chronischem Desinteresse und emotionaler Kälte aufwachsen müssen. Ihr Organismus erkennt diese Lebensweise als »normal« – er kennt nichts anderes – und wiederholt sie immer wieder, wenngleich auch im Inneren dieser Kinder das Bewusstsein aufkeimt, dass da etwas nicht in Ordnung ist, dass etwas Wichtiges – die Liebe – gefehlt hat und weiterhin fehlt. Daraus entstehen Störungen der Selbstfürsorge – Magersucht, Selbstverletzungen, Delinquenz, bei der man sich erwischen lässt, usw. und gleichzeitig die Sehnsucht, es möge in Zukunft anders werden. Die oben beschriebene Kindheit von Stephanie mit ihrer gefühlsblinden und unempathischen Mutter bildet eine solche Entwicklung ab (siehe S. 48f.).

Bei all diesen Störungen wendet die Zeit sich spontan, also unwillkürlich, in die Vergangenheit zurück, bleibt dort hängen und wiedererlebt im Hier und Jetzt genau das Gleiche wie damals. Es ist, als würde die Zeit immer wieder in elliptischen Schleifen in die Kindheit zurückkehren und sich weigern, in die Zukunft voranzuschreiten. Gleichzeitig sind diese Menschen auf der Suche nach dem, was ihnen fehlt, aber, weil sie es nie erlebt haben, wissen sie nicht genau, was es ist, und vergreifen sich immer wieder bei ihrer Wahl – in der Liebe, im Beruf, im Urlaubsort, bei den Freunden. Sie wissen auch nicht, wie es geht, gut zu leben.

Sehr oft aber sieht man, dass sie anderen, besonders Kindern und Tieren, gegenüber durchaus aufmerksam, fürsorglich, wohlwollend und liebevoll sein können. Daraus lässt sich ein Bild der Selbst-Fürsorge gewinnen. Für sie müsste man im christlichen Gebot die Reihenfolge ändern: Liebe dich selbst, so wie du deine Nächsten liebst.

Auch an das Gute erinnert sich der Körper – man könnte auch sagen: Das alte Krokodilshirn erinnert sich daran. Im Leben eines jeden traumatisierten Menschen lassen sich Erlebnisse und vor allem Menschen finden, die geholfen haben, Schutzorte und Schutzengel. Und wenn sie seither verloren gegangen sind und wenn sie schon gestorben sind, so lohnt es sich doch, sie wieder in Erinnerung zu rufen und sie erneut um Schutz und Beistand zu bitten. Die Liebe bleibt ebenso aufbewahrt wie der Schmerz, und sich an das Gute zu erinnern, tröstet und ermutigt. Und falls es wirklich in der Vergangenheit nichts dergleichen zu holen gibt, dann müssen die Entwürfe für die Zukunft von großem Gewicht sein, damit sie die Vergangenheit überschreiben und die Seele versichern, dass es sich lohnt weiterzuleben.

Abschließend soll eine etwas skurril anmutende Zurückwendung des Organismus in sehr frühe Zeiten erwähnt werden – das Auftauchen archaischer Relikte in großer Not (David A. Jonas). Dies sind alte Reflexe, die weit in unsere phylogenetische Vergangenheit zurückreichen und immer noch in unserem Reptilienhirn gespeichert sind. Auch hier handelt es sich um eine Form der Körpererinnerung. Hierzu gehört zum Beispiel der Totstellreflex, der einem gejagten Kaninchen das Leben retten kann – es duckt sich weg und stellt jegliche Bewegung im Körper ab. Tritt der Totstellreflex beim Menschen auf, wenn der sich zum Beispiel massiv bedroht fühlt, so ist das nicht zweckmäßig, sondern kann, im schlimmsten Fall, zum Herzstillstand führen.

Auch der Abtauchreflex, den Enten anwenden, wenn von oben der Raubvogel herabstürzt, gehört in diese Kategorie. Da wir in unserer Ontogenese frühe phylogenetische Entwicklungsstadien durchlaufen, haben wir viele alte Notfallprogramme noch in unseren »alten« Hirnarealen aufbewahrt, und so kommt es leider vor, dass wir uns in der Not verhalten wie eine Ente – allerdings mit weniger gutem Erfolg, es bleibt uns nur die Luft weg.

Am Ende des zweiten Teils, in dem gezeigt wurde, wie es geht, aus dem Tritt und wieder in den Tritt zu kommen, bleibt festzustellen, dass das Voranschreiten auf dem eigenen Lebensweg ganz offenbar von einem mehr oder weniger geglückten Hin-und-Her-Pendeln zwischen Gegensätzen geprägt ist. Dass dabei auch eine Linie gezogen werden muss – vom Anfang bis zum Ende hin –, soll das Thema des letzten Abschnitts sein.

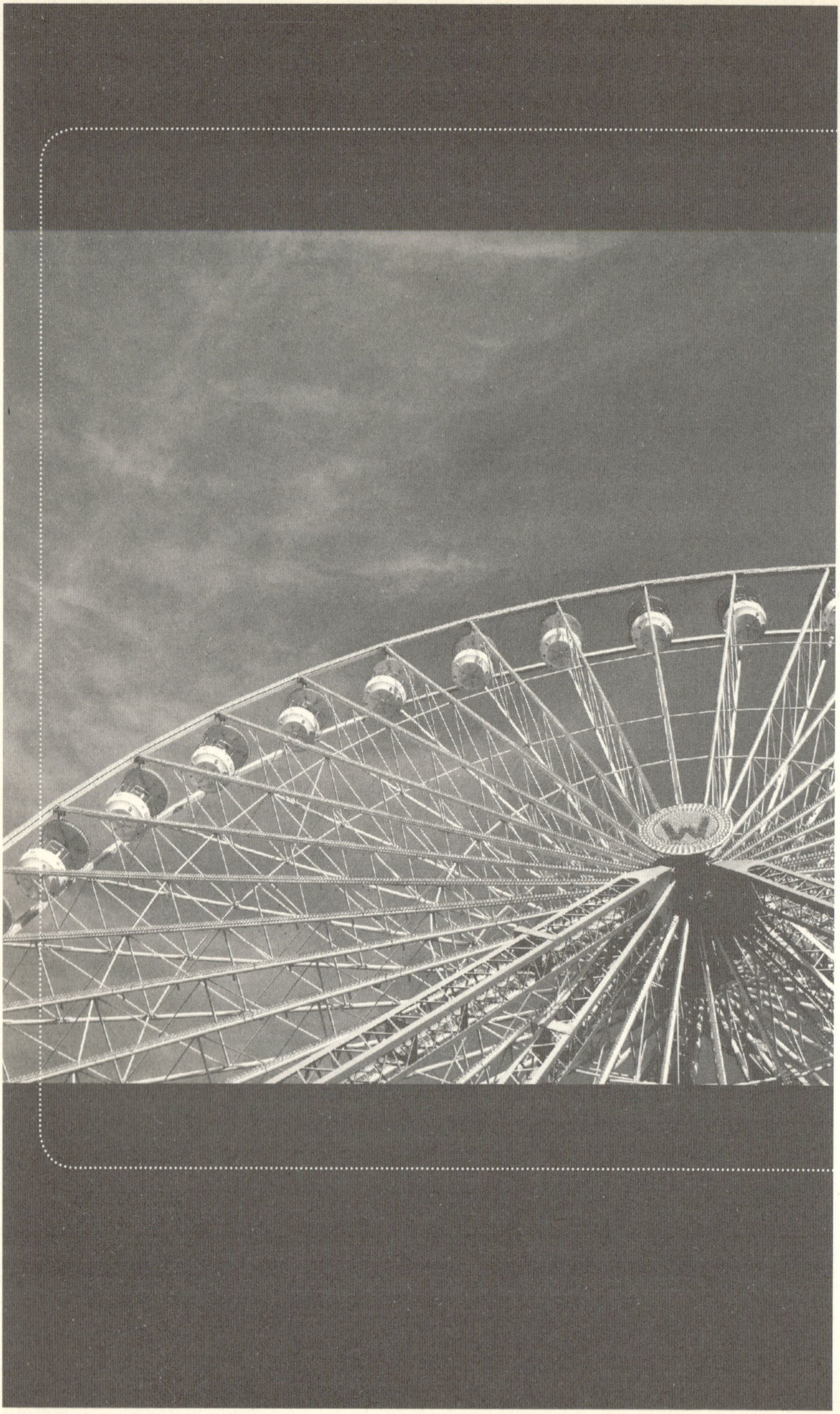

TEIL III:
Der Lebensbogen

1. Wie psychosomatische Störungen auf Entwicklungsaufgaben hinweisen

Während unserer Lebenszeit treten psychosomatische Störungen gehäuft dann auf, wenn das Leben neue Forderungen an uns stellt, also in Zeiten, in denen Veränderungen anstehen. Wenn wir diesen Veränderungen nicht oder in nicht ausreichendem Maße nachkommen, »stört« uns der Körper beim Weitergehen oder behindert uns so sehr, dass gar nichts mehr geht. Dazwischen – so etwa im Alter von zwischen 25 und 45 Jahren – gibt der Körper Ruhe und lässt uns ungestört voranschreiten. Solche Erfahrungen machen viele Menschen – und wenn sie merken, dass sich da gerade mal wieder ein Entwicklungsknoten lösen soll, halten sie inne und prüfen nach, ob die Richtung noch stimmt.

Dann nehmen sie sich eine Aus-Zeit zum Nachdenken, manche gehen wandern oder auf den Jakobsweg, andere wieder ganz weit weg, damit sie Distanz gewinnen. Früher, als die Abläufe des Lebens noch stärker festgelegt waren, war es üblich, zumindest für die Männer, nach der Lehre als fahrender Gesell in die Welt hinauszugehen – während das Mädchen zu Hause auf ihn wartete – warten ist auch so etwas wie eine Aus-Zeit.

In der indischen Kultur ist eine Unterbrechung nach dem Arbeitsleben vorgesehen, wo der Mensch sich für ein Jahr allein und unter Zurücklassung all seiner Güter aus der Geschäftigkeit zurückzieht, um zu meditieren. Im asiatischen Kulturraum verbringen viele Kinder im Jugendalter eine gewisse Zeit in einem buddhistischen Kloster, wo sie die Riten und Gebete lernen und zusammen mit den Mönchen sehr einfach und zurückgezogen leben. Sie werden für die Verrichtungen des Alltags herangezogen: putzen, kochen, abspülen, waschen – all die Dinge, für die zu Hause die Mütter zuständig sind. Danach kehren sie ins weltliche Leben zurück – falls sie nicht im Kloster bleiben – und entscheiden, wo es hingehen soll.

In vielen Stammeskulturen werden im Zusammenhang mit

Übergangsritualen – sei es vom Knaben zum Mann, von der Frau zur Schamanin, für den Mann desgleichen, vom einfachen Mann zum Stammesoberhaupt oder zum König – Zeiten der sozialen Isolation und der Einsamkeit verlangt. Heute, da sich die jungen Frauen gleichermaßen den Herausforderungen der Draußen-Welt stellen, brauchen sie, aus meiner Sicht, ebenfalls eine Zwischen-Zeit.

Auch unsere Jugendlichen nehmen sich gern nach dem Abschluss einer Entwicklungsphase, der Schulzeit oder dem Studium, eine Aus-Zeit und fangen dann etwas Neues an.

Das Neue fordert sehr oft einen Richtungswechsel auf dem eingeschlagenen Weg, weil einfach etwas anderes dran ist, oder, weil man sich bei Entscheidungen vertan hat. Wenn einer das nicht selbst merkt, schickt der Körper eine Störung und lässt einen nicht weitergehen. Wie viele Wechsel des Studienfachs, des Wohnortes, der Partner hat der Körper schon erzwingen müssen! Oft sehr zum Erstaunen der direkt Betroffenen und ihrer Umgebung. Hinzu kommt: Was ein Mensch (dringend) braucht, verändert sich im Laufe des Lebens.

Entwicklungsetappen

Frühe Kindheit

Ganz am Anfang, wenn ein Kind geboren wird, sind zwei Dinge wichtig: zuverlässige emotionale Nähe einer Bezugsperson und Nahrung, und zwar in dieser Reihenfolge. René Spitz, ein Kinderarzt, der Babys in einem amerikanischen Waisenhaus medizinisch betreute, wunderte sich, dass einige der Kleinen ohne ersichtliche Krankheit starben – und zwar nicht den plötzlichen Kindstod. Es war einfach so etwas wie ein Verlöschen der Lebenskraft. Diese Kinder waren mit Nahrung, Hygiene und Betreuung gut versorgt. Aber es gab da so etwas wie heute bei uns in den Krankenhäusern – Funktionspflege. Die Kinderschwestern wechselten dauernd, gingen von einem Kind zum anderen, hatten sie sicher alle lieb – aber die Babys merkten, dass niemand wirklich zu ihnen gehörte. Wie kann das sein, da Babys, so klein wie sie sind, doch noch gar nicht denken können?

Diese kleinen Lebewesen haben etwas, wenn sie auf die Welt kommen, das es ihnen ermöglicht zu unterscheiden: gut für mich – schlecht für mich, mag ich – mag ich nicht, schmeckt und riecht gut – oder eher nicht. Räumlich gesehen heißt das: hin zu – weg von. Als Erwachsene würden wir dieses Gespür Sympathie nennen – eine Reaktion, die schnell und eindeutig auf Menschen und die Welt antwortet. Ganz kleine Kinder könnten ohne dieses spontane Urteilsvermögen nicht überleben. Da zeigt sich bereits gleich nach der Geburt die schon vielfach gepriesene Intelligenz des Organismus: zu merken, ob alles in Ordnung ist. Mit seiner Handlungskompetenz ist es noch nicht so weit her – wenn etwas Wichtiges fehlt, braucht er einen zuverlässigen anderen, der für ihn sorgt. Hier bildet sich etwas ab, das analog ist zu der späteren Symptomsprache des Körpers: Auch das Baby drückt sich nicht verständlich aus – es fordert etwas, indem es schreit. Wie findet man heraus, was es will? Empathische Mütter entwickeln ein Gespür dafür, und wenn das Kind zufrieden Ruhe gibt, ist alles wieder gut. Genauso wie mit einem Kind ist es mit den psychosomatischen Symptomen.

Wenn das Kind heranwächst, wird dieses ursprüngliche Gespür, was ihm behagt und was nicht, sehr bald überformt durch Normen, Moden, Begründungen und Berechnungen. Wenn mir ein Kind sagt, dass es nicht weiß, was ihm schmeckt und was es schön findet, dann frage ich mich und auch das Kind, wo es wohl sein Krokodils-Hirn gelassen hat. Das Krokodil sitzt vermutlich be- und verkümmert irgendwo im Hirnstamm und traut sich nicht mehr, etwas zu sagen. Dabei ist es das erste und wichtigste Urteilsinstrument, das wir haben. Die Physiologen nennen es Reptilienhirn – manche Menschen denken bei Reptilien an Schlangen, und die mögen sie nicht – ich nenne es das Krokodilshirn. Denn an ihm kann man zeigen, welche enormen Fähigkeiten es hat – dieses alte Hirn.

Zuerst einmal das Krokodil, das natürlich auch ein Krokodilshirn hat: Es kann auf einem instinktsicheren Niveau genau das, was ich ganz oben als die Intelligenz des Organismus bezeichnet habe: wahrnehmen, was los ist, und wenn etwas fehlt, schnell handeln, wenn es zu kriegen ist. Ein Krokodil richtet sein Wahrnehmungsinteresse natürlich vor allem auf Futter – genauer, auf das Auftauchen einer Antilope am Wasserloch. Schnell geurteilt: hungrig, schmeckt gut, blitzschnell zugepackt. Danach schläft es und träumt von der nächsten Antilope. So ist das auch bei gesunden Babys. Auch sie schlafen viel, verdauen, träumen – von der Mutterbrust, und wenn man so ein kleines Wesen mal beobachtet hat, wie es nach der Brust seiner Mutter schnappt, denkt man: so soll das sein. Auch später: Wenn wir heute beklagen, dass viele junge Leute keinen »Biss« fürs Leben haben, so fehlt es vermutlich zuerst einmal am Träumen – was ist die Antilope für den Jugendlichen? – und dann am Zuschnappen, wenn sich eine günstige Gelegenheit bietet, das erfordert hohe und zielsichere Aufmerksamkeit!

Aber zurück zu den Babys. Es ist immer Besorgnis angesagt, wenn ein Kind das Essen und damit das Leben verweigert. Dann fehlt ihm etwas Grundlegendes: Liebe, Sicherheit und Geborgenheit. Und dass man daran sterben kann, hat uns René Spitz gesagt.

Ein Verstoß gegen das Sicherheitsbedürfnis eines Kleinkindes – das an die ihm nahestehenden Person(en) gebunden ist – ist zum Beispiel Unsicherheit oder Angst der Mutter, der drohende Verlust an Geborgenheit durch brüchige Familienverhältnisse oder schwere Erkrankungen oder Tod der Bezugspersonen. Das Kind ist auf Sicherheit gebende erwachsene Menschen angewiesen – es erscheint mir besser, frohgemut ein paar gravierende Erziehungsfehler zu machen, als dem Kind die eigenen Ambivalenzen und Unsicherheiten ständig zuzumuten. Es wird darauf körperlich und seelisch reagieren, mit der Haut, dem Bauch, dem Schlafen und dem Essen. Gottlob sterben nur wenige dieser Kinder. Sie kämpfen sich durch, vielleicht sogar ohne Symptome – der Körper wartet, bis die Zeiten besser geworden sind, und dann kehrt er in seiner Erinnerung in die Mangelsituation zurück und stellt Nach-Forderungen. So sind die Symptome zu deuten, die im Abschnitt *Körpererinnerung* beschrieben wurden. Es wird nichts vergessen.

☞ *Dass sich so eine Körpererinnerung lange Zeit erhalten kann, erzählte mir kürzlich eine Studentin: Manchmal sei ihr Magen total verschlossen, wie blockiert, sie könne dann überhaupt nichts essen und magere ab – was ihr gar nicht recht sein konnte, sie war sowieso sehr dünn. Irgendwie habe das aber nichts mit ihrem typischen Studien-Stress zu tun, auf den reagiere sie eher mit Kopfweh. Ich erzählte ihr die Geschichte von den Babys, die das Essen verweigern, und sie sagte: »Ja, ich glaube, das stimmt, das passiert mir immer, wenn mir die Liebe abhandengekommen ist. Aber, was ich komisch finde: Auch wenn ich verliebt bin, spüre ich das im Magen – aber nicht als Blockade, sondern sehr angenehm und kribbelig. Dann esse ich übrigens auch ziemlich viel.«*

Der Ausgewogenheit wegen muss noch ein Wort zum Gegenteil von Vernachlässigung gesagt werden: Überfürsorglichkeit hat mindestens genauso schlimme Folgen, nur ein bisschen später. Da komme ich wieder auf den schon oft beschworenen Wechsel zurück: Die gute Balance besteht in einem Wechsel zwischen Sicherheit auf der einen Seite und Autonomie, Abenteuer und Herausforderung andererseits. Letzteres wird so manchem Wohlstandskind verwehrt, es hat kaum mehr Gelegenheit, Mut zu zeigen, eine Gefahr zu bestehen, etwas zu bewältigen. Denken wir bei dieser Gelegenheit auch einmal mit Schrecken an zu große Hygiene – da fehlt dem Körper diese Herausforderung mit Bakterien, blühenden Wiesen, um mit dem ganz normalen Umweltdreck fertig zu werden. Organe, die nicht benutzt werden, verkümmern, das gilt für das Immunsystem genauso wie für das Gehirn und die Muskulatur. Chronischer Mangel an Herausforderung ist die Basis für so manche Autoimmunreaktion – wenn der Organismus bei Berührung mit etwas Fremdem panikartig reagiert. Das ist so analog im Körper wie in der Psyche. Ein bisschen Robustheit kann nicht schaden. Aber eben im Wechsel!

Schulzeit

Das Kind wird größer, und die nächste Übergangskrise kommt schon herbei: Das Kind muss hinaus ins feindliche Leben. Die Mutter fürchtet sich, das Kind auch, wenn es nicht vorher so sicher geborgen war, dass es nun neugierig ist auf das Draußen. Beide brauchen dafür Mut. Früher oder später, nach dem Schuleintritt, manche erst im Gymnasium oder der Realschule, bekommen Kinder das sprichwörtliche Schulbauchweh. Der Bauch ist das Zentralorgan der Psychosomatik. Alles im und um den Bauch herum kann reagieren, meist morgens vor der Schule, weshalb das Kind nicht hin kann. Denn, wenn es blass ist, sich übel fühlt, vielleicht sogar erbricht oder schon mit Migräne erwacht, kann es da in die Schule gehen und eine Mathe-Arbeit schreiben? Nein – kann es nicht.

Es muss gesagt werden, dass die Vermutung, das Kind habe irgendeine Art von Angst, Scham oder Vorbehalt, richtig ist. Falsch ist es aber zu meinen, das Kind könne darüber Auskunft geben. Wenn das Kind wüsste, warum es Bauchweh hat, wäre die Angelegenheit (möglicherweise) zu bereinigen – zur Not durch einen Schulwechsel. Um es gleich zu sagen: Ein Schulwechsel hat schon oft solche Symptome zum Verschwinden gebracht – es wäre vielleicht einen Versuch wert, aber da man nicht sicher davon ausgehen kann, dass es klappt, ist das kein probates Mittel – auch nicht so oft wiederholbar. Also, was tun?

Zuerst einmal hinschauen – ebenso, wie es bei eigenen Symptomen empfohlen wurde. Sie als Hilferuf und Appell verstehen, dass *irgendwas* nicht stimmt. Es sind meist nicht so sehr die hohen Lernanforderungen, sondern Reaktionen auf emotionale Kälte, soziale Einsamkeit, Mobbing – natürlich auch Hilflosigkeit, wenn die Anforderungen den individuellen Kompetenzen nicht entsprechen. Scham, wenn man gedemütigt wird.

Obwohl wir zu Recht davon ausgehen, dass die frühe Lebenszeit von den Kindern vor allem Leistungen verlangt, die der *Anpassung* an die Umwelt dienen – also ein Hineinwachsen in die Welt, wie sie gerade ist –, so fällt doch auf, dass viele Kinder auf ihre Umwelt, die Schule insbesondere, mit *Anpassungsstörungen* reagieren. Herumzappeln, nicht aufpassen, stören, verweigern, schwänzen – oder aber die eher »passiven« funktionellen Störungen wie Kopfschmerzen, Bauchweh, Übelkeit, Schwächezustände, die ich ebenfalls zu den Anpassungsstörungen zähle. Hier ist es, bei einem durchaus anpassungswilligen Kind, der Körper, der sagt: »Ich kann nicht!«

Das ist natürlich eine ausweglose Situation für alle Beteiligten, außer natürlich für den Körper, der darf im Bett bleiben. Alle anderen, zuvorderst das Kind, die Eltern, die Schule, wissen nicht, was sie tun sollen – Druck machen nützt in diesem Fall nämlich nichts, weil es ja gerade Druck ist, der die ganze Sache ausgelöst hat. Ich nenne eine solche Situation eine Muss-Falle: Wenn ich immer (etwas tun) muss, dann muss ich nur dann nicht, wenn ich krank bin – dann brauch ich nicht! Der Körper, dieser schlaue Kerl, weiß das natürlich genau und wird immer häufiger krank, um sich der ungeliebten Situation zu entziehen. Wie gesagt: eine echte Zwickmühle. Wie kommt man da heraus? Indem man die Parole ausgibt: Wenn ich (mal) nicht möchte, brauche ich nicht – dann nehme ich mir einen Hängematten-Tag.

In Fällen mit einem wiederkehrenden Muss-Fallen-Muster verordne ich regelmäßige, sagen wir ein bis zwei, Hängenmatten-Tage im Monat, was heißt: Das Kind nimmt sich einen Tag frei – einen guten Tag wohlgemerkt – und macht damit, was es mag – außer hinausgehen, weil es »offiziell« krank ist. Die Mutter schreibt eine Entschuldigung mit der früher üblichen psychosomatischen Störung – die sich allerdings sogleich zurückziehen wird, was uns aber nur recht sein kann.

Mit dieser Finte wird eine maligne Form des Eskapismus ersetzt durch eine der freien Wahl: Das Kind lernt, dass es – in Maßen – über sich selbst und seine Zeit verfügen kann und dass es dafür mit Sorgfalt einen passenden Tag auswählen muss. Eskapismen des Körpers werden nach meiner Einschätzung zur Zeit häufiger – je weniger sich die Kinder trauen, sich unzumutbaren Anforderungen aktiv zu entziehen. Eine besondere Form des Sich-davon-Stehlens ist das (unwillkürliche) Schlafen in der Schule – was Lehrer, soweit ich gehört habe ziemlich ärgert, obwohl es doch den Unterricht gar nicht stört.

Bei psychosomatischen Störungen kann man dem Körper nicht mit Moral kommen, dem Kind aber auch nicht, denn es kann nichts dafür, d. h., es ist seinem Körper ausgeliefert.

Fassen wir zusammen: Schon das kleine Kind hat offenbar ein inneres Bild davon, wie es sein sollte, das Leben – starke Verstöße dagegen machen krank. Das Kind »weiß« das nicht etwa, weil es ihm gesagt wurde. Auch Kinder, die noch nie so etwas erlebt haben wie Aufrichtigkeit, Geborgenheit, Wahrhaftigkeit, Fairness, Vertrauen, auch Schönheit übrigens, haben eine Sehnsucht und ein Streben danach.

Wie kommt das? Es sind eingeborene Ideen oder Archetypen, wie Carl Gustav Jung diese Vorstellungen genannt hat – was darauf hindeutet, dass sie sehr alt sein müssen. Sie kommen also aus den Vorzeiten, wo die heute hochkultivierte Gesellschaft nur primitive Lebens- und Denkformen vermutet. Dass gerade die kleinen Kinder ein genaues Gespür dafür haben, was recht und unrecht ist – etwas, was sie nicht begründen können, worauf sie aber spontan reagieren –, findet wenig Beachtung. Hier kommt wieder die Intelligenz des Organismus zum Tragen – die allerdings vom später wohlerzogenen und gesellschaftlich angepassten Großhirn zum Schweigen gebracht wird. Wenn das Kind ruft: »Aber der Kaiser hat doch gar nichts an!«, dann erschrecken zuerst die Erwachsenen und dann das Kind – es schämt sich. Und weil es so vornehm ist und niemanden, schon gar nicht seine Eltern, beschämen möchte – verdrängt es solche »gefährlichen« Wahrnehmungen, internalisiert sie – wendet sie nach innen – von wo sie dann als Symptome, im Sinne einer Selbst-Beschämung, wieder hervorkommen. Wie wäre es sonst zu erklären, dass sich Kinder, wenn sie Bauchschmerzen und Kopfschmerzen haben aufgrund des ihnen zugefügten Unrechts – überhöhten Anforderungen, Anpassungsdruck, Vertrauensbruch, sexuellen Missbrauch, Mobbing –, auch noch dafür beschämt fühlen?

Pubertät

Wenn die Kinder größer werden, spätestens in der Pubertät, ändert sich die Szene grundlegend. Sie wenden ihren Unmut nach außen, da sie sich des »Draußen« bewusst werden. Die Welt und auch die eigene Familie verlieren ihre unhinterfragte Selbstverständlichkeit: Nun reagiert nicht mehr (nur) der Organismus, sondern der junge Mensch als Person, soweit sich diese bis dahin herausgeformt hat. Ihnen eröffnet sich ein Bewusstsein, eine neue Art der Urteilskraft, bei der das Großhirn mitmischt. Sie reflektieren ihren Bezug zur Welt draußen und zu sich selbst nach innen – und sehr oft leiden sie darunter, sind enttäuscht, fühlen sich hintergangen, weil sie vorher so vertrauensselig waren, alles, was man ihnen sagte, treuherzig zu glauben. Das nehmen sie ihren Eltern übel. Sie wissen auch sehr gut, dass die Welt anders sein sollte, als sie ist, und auch dafür machen sie ihre Eltern verantwortlich. Je selbstsicherer und bestimmender die Eltern vorher waren, umso mehr werden sie jetzt infrage gestellt.

Während das kleine Kind, zumindest wenn es ungestört spielen durfte, ganz bei sich war, müssen sich die Mädchen und Jungen nun daran gewöhnen, sich *bewusst* kennenzulernen. Dass das zu Wut und Abwehr gegenüber den Erziehern führt – von denen sie ja weitgehend »gemacht« worden sind –, liegt sehr nahe. Daher kommt die seltsame Haltung der Jungen, dass ihnen plötzlich ihre eigenen Eltern peinlich werden – sie sich selbst übrigens auch, was sie aber sogleich eben diesen Eltern anlasten können. Hinzu kommt natürlich zur rechten Zeit ein großes hormonelles Durcheinander, was sich auf die Stimmung schlägt, das zielgerichtete Denken erschwert und den ganzen Wachstumsprozess, innerlich wie äußerlich, »verzerrt«. Manchmal empfinden sich diese jungen Menschen, als wären sie schon ganz erwachsen, ja den Erwachsenen schon weit voraus, dann wieder haben sie Anlehnungsbedürfnisse, als wären sie gerade mal drei Jahre alt.

Zudem sollen die Kinder in der Schule funktionieren, als wäre alles in bester Ordnung – ist es aber nicht! Dass es da zu Schwierigkeiten kommt, und zwar aufseiten der Kinder und der Erwachsenen, liegt auf der Hand und kann in jedem gescheiten Buch über die Pubertät nachgelesen werden. Mit Bezug auf die psychosomatischen Störungen, die in dieser Zeit auftreten, gibt es noch Erklärungsbedarf.

Ich sehe das so: Wenn wir bisher davon ausgegangen sind, dass der Körper immer recht hat – dass man ihm aber nicht immer nachgeben kann und sollte, sondern mit ihm verhandeln muss: ihn also fragen, was er braucht, ihm entgegenkommen, ihn trösten und vertrösten –, so können wir das auf die Pubertierenden nahtlos übertragen. Sie haben, aus ihrer eigenen Sicht, immer recht, verfechten ihre Meinungen mit Vehemenz und sind nicht in der Lage, Ambivalenzen zu ertragen: sie argumentieren schwarz oder weiß. Die Aufgabe der Erwachsenen wäre es nun, dieses strikte Entweder-oder aufzulösen in ein Einerseits – andererseits, ein Sowohl-als-auch, Kann so sein – kann aber auch ganz anders sein. Also mit der Gelassenheit der fortgeschrittenen Erfahrung und mit respektvollem Humor darauf zu bestehen, dass die eigene Sicht vielerlei Facetten hat, und gleichzeitig zu würdigen, dass die harschen und einseitigen Forderungen der Jungen eine wichtige Errungenschaft darstellen. Und dass der Weg ins Erwachsenendasein auch für einen selbst durch schmale Gassen geführt hat, in denen man keine so weiträumige Umsicht haben konnte. Eltern können in dieser Zeit noch einmal herzeigen, wie sie zu ihren eigenen Standpunkten gefunden haben. Falls sie aber der Meinung sind, sie könnten sie unhinterfragt einfach vertreten und wie einen unverrückbaren Felsen in die Brandung stellen, wo sich ihre Kinder die Köpfe anstoßen, können sie sich auf etwas gefasst machen. Dann wird es nämlich darum gehen, wer die stärkeren Argumente hat – nicht die besseren!

In diesem Alter stellen die »Störungen« nämlich die Machtfrage, und zwar ohne Rücksicht auf eigene Verluste. Sie sagen zu den Eltern: Seht ihr – da fällt euch nix mehr ein! Denken wir zum Beispiel an die Essstörungen bei den Mädchen, oder das Ritzen der Haut, oder das Koma-Saufen bis zur Bewusstlosigkeit bei Jungen und zunehmend häufiger auch bei Mädchen, Schule verweigern, abhauen – alles Sachen, die die Eltern und andere Erziehungsberechtigte in Hilflosigkeit stürzen. Das ist beabsichtigt, aber fatal.

Es gibt eine beherzigenswerte Regel, die heißt, wenn du nicht weißt, was du tun sollst, auch, weil du etwas nicht verstehst, dann sei nicht verzweifelt, agiere nicht herum, sondern schau hin, wundere dich und tue erst mal nichts. Beten ist erlaubt. Mitgefühl haben auch. Und vor allem Respekt! Dafür, dass diese Kinder eine schwierige Zeit bewältigen müssen.

Vor allem aber: Vertrauen in den Fortgang und in die Entfaltung des Lebens. Man kann auch Lebensgeschichten von berühmten oder bekannten Leuten lesen und nachsehen, dass bei ihnen auch nicht alles so glattgegangen ist. Die Verlorengegangenen – sie allerdings sieht man nicht.

☞ *Letzthin traf ich auf eine 15-Jährige, die ihre Eltern in eine derartige Verzweiflung stürzte wegen all der oben genannten Schrecklichkeiten auf einmal. Dabei war sie intelligent, schön, leidlich gut in der Schule – aber unbändig lebenshungrig und der Meinung, sie sei schon ziemlich erwachsen und wisse schon, was sie tue. Gleichzeitig litt sie unter dem mangelnden Vertrauen ihrer Eltern in sie, unter deren zunehmender Kontrolle, der sie sich entzog, und war fest davon überzeugt, dass etwas aus ihr werden würde, allerdings nicht das, was ihre große Schwester geworden sei: eine Abiturientin mit einem Notenschnitt von eins Komma null. Sie war nämlich künstlerisch begabt und somit »ganz anders«. Ihre Eltern überzeugte das nicht. Kurz bevor sie 16 wurde, machte sie sich selbst »verrückt« – ritzte sich, hörte Stimmen, war nicht mehr zu bändigen und verlangte nach einem Psychotherapeuten, was für ihre Eltern eine herbe Zumutung war. Dort angekommen, verlangte sie, stationär in die Psychiatrie eingewiesen zu werden, um die Zeit bis zu ihrem 16. Geburtstag zu überbrücken, wo ihr in Aussicht gestellt war, für ein Jahr in ein Internat nach Australien zu gehen. Da die Psychiaterin den Auslandsaufenthalt davon abhängig machte, dass sie sich bis dahin einigermaßen normalisiert haben müsste, hörte sie auf, sich zu ritzen, aß ausreichend und benahm sich insoweit gut, dass sie sofort gefährdet war, wieder nach Hause entlassen zu werden. Also: gewissermaßen eine Zwickmühle. Sie bekam es aber irgendwie hin, auf dem schmalen Grat zu wandern, flog nach Australien, war dort sehr allein, besorgte sich durch einige der schon bewährten Auffälligkeiten schnell wieder einen neuen Psychotherapeuten – und fing an, ihre künstlerischen Fähigkeiten zu entfalten, heimste Lob und Anerkennung ein und konnte nach einem Jahr ihren Eltern glaubhaft versichern, dass es am besten wäre, sie bliebe gleich dort, zumal sie inzwischen einen Freund gefunden hatte, der zu ihrer psychischen Stabilität wesentlich beitrug – wie auch der Psychotherapeut versicherte. Mittlerweile sind zwei weitere Jahre vergangen, das Mädchen ist an Ort und Stelle geblieben – nicht zu Hause, nicht in der Psychiatrie – und lebt sich voran. Manchmal telefonieren wir miteinander. Was sie sich am meisten wünscht: dass ihre Eltern mit ihr einverstanden wären.*

Es ist dieses grundlegende Einverständnis, das Kinder sich von ihren Eltern wünschen und was sich ein Körper von seinem Besitzer bzw. Bewohner wünscht. Dass dieses Einverständnis bei den Jugendlichen in der Pubertät sehr oft überhaupt nicht da ist – weder hier noch dort –, bringt viele, teils absurde Probleme hervor. Der Organismus wehrt sich gegen Missachtung, er möchte angenommen werden, so wie er ist – desgleichen die Kinder. Letztendlich pendelt sich alles wieder ein, wenn die

Heranwachsenden und ihre Eltern gemerkt haben, dass man so manches nicht ändern kann: seinen Organismus nicht und seine Kinder auch nicht (mehr).

Übrigens pubertieren sie in diesen schwierigen Jahren nicht ununterbrochen, oft sind sie auch ganz »normal«, sodass sie uns zwischendurch wieder »kenntlich« werden.

Adoleszenz

Die Übergangszeit vom Ende der Pubertät bis zum autonomen Erwachsenenalter ist eine ruhige Zeit. Hier kommen die Jugendlichen wahrhaftig zu sich selbst, haben sich ein gutes Stück Unabhängigkeit und Eigenständigkeit errungen und gehen ihre eigenen Wege. Jetzt geht es darum, so viel zu lernen und zu verwirklichen wie nur eben möglich, bevor die Zwänge einer geregelten Berufstätigkeit (zu)greifen und wieder zu einer gewissen Vereinseitigung zwingen. Die Adoleszenz ist eine Zeit hoher Vitalität, in der sich die jungen Leute ihre Freiräume nehmen und sie ausfüllen – wenn nicht von der Familie wohlwollend begleitet, dann eben heimlich, still und leise. Bis zum Abschluss der Schule oder Berufsausbildung ist noch ein Zwischen-Raum, der weitere Entscheidungen offenlässt. Wenn diese Entscheidungsspielräume vorzeitig geschlossen werden und sich der Jugendliche den rationalen Gründen seiner Geld-Geber unterwirft, dann kann es zu sehr heftigen Abwehrreaktionen des Körpers kommen – natürlich nur dann, wenn es sich um falsche Entscheidungen handelt, was aber oft keiner der Beteiligten weiß – außer natürlich der kluge Organismus, falls der sich die Urteilskraft seines Krokodilshirns bewahrt hat.

☞ *Eine sehr nette und freundliche Studentin, die sich das Salär für ihr Pharmaziestudium durch Putzen aufbesserte, wurde ein halbes Jahr vor ihrem Abschlussexamen so krank, dass sie weder lernen noch weiter putzen gehen konnte. Sie hatte dauernd Magen-Darm-Störungen, Rückenschmerzen, eine unabwendbare Müdigkeit, die sich auch gegen große Mengen an Kaffee durchsetzte, und daraus resultierende Anfälle tiefer Verzweiflung. Es war ihr klar, dass sie das Pharmazie-Studium hasste! Sie hatte es nur angefangen, weil ihre Mutter von ihr erwartete, sie würde einmal die heimische Apotheke übernehmen. Aber weder wollte Claudia in ihr Heimatdorf zurück – keinesfalls! – noch überhaupt Apothekerin werden – nach der Abschlussprüfung gedachte sie sofort mit einem anderen Studium zu beginnen, nämlich Geschichte und Germanistik – was ihre Mutter und sie selbst allerdings als »brotlose Kunst« ansahen, denn Lehrerin wollte sie auch nicht werden. Da wäre ein abgeschlossenes Pharmaziestudium doch eine gute Absicherung – denkt man sich so. Ich sagte zu ihr: »Wenn du dir selbst versprichst, und zwar so, dass es dein Körper hört und deine innere Seele dir glaubt, dass du niemals in diese Apotheke gehen wirst, dass du nach dem Examen machst, was du selbst willst, dann hör jetzt auf zu lernen, geh viel spazieren, und mach ein schlechtes Examen – oder fall durch. Dieses Risiko solltest du eingehen.« Ich glaube, sie schaute schon hin und wieder einmal in ihre Bücher, sie machte ein ganz gutes Examen, das sie ihrer Mutter als Geschenk auf den Tisch legte. Dann ging sie davon, studierte ein wenig, was sie wollte, und ist heute Chemikerin in einer großen Firma und, wie ich höre, recht zufrieden.*

Es ist aber nicht nur der falsche Weg, der wehtut, auch die Art und Weise, wie man ihn zu gehen gelernt hat.

Eine junge Patientin hatte schon mehrmals den Ausbildungsgang gewechselt, zuerst Bankkauffrau abgebrochen, dann Reiseunternehmen abgebrochen, jetzt gerade Hotelfachschule – auch nicht gut, wieder abbrechen? Die Mutter, eine erfolgreiche Allgemeinärztin, war an dem Punkt, wo sie sagte: »Es ist mir völlig egal, was sie macht, sie soll nur mal was zu Ende machen.« Das Mädchen jedoch konnte gar nichts mehr machen, weil sie schubweise hohes Fieber und Lähmungen in beiden Beinen bekam. Bis alles sorgfältig medizinisch diagnostiziert und nichts dabei herausgekommen war, verging geraume Zeit. Die Störungen kamen und gingen wieder, blieben aber nie lang genug weg, dass sie etwas »Richtiges« anfangen und beenden konnte. Als ich sie sah, erzählte sie von ihrem jüngeren Bruder. Der tat sich in allem leicht, marschierte durch die Schule wie nix, machte gute Abschlüsse, musste sich überhaupt nicht anstrengen und machte deshalb auch sonst noch so allerlei mit seinem Leben. Sie nicht: Sie tat sich schwer, strengte sich an, war ordentlich, blieb zu Hause und erfüllte ihre Pflichten – gute Abschlüsse konnte sie allerdings nicht vorweisen, dazu hatte es bei ihr nie gereicht – wem? Ihr natürlich. Sie stand ordentlich unter Druck. Ihre Mutter auch. Als sie nach langem Hin und Her einen Rollstuhl bekommen sollte, befand sie sich gerade in einer Reha-Klinik und stellte fest, dass sie dort gehen konnte – ohne Krücken, ohne Hilfe, kein Fieber – immer von Montag bis Freitag, dann wurde sie nach Hause geholt, und die Probleme, besonders die unbrauchbaren Beine, stellten sich wieder ein. Um herauszufinden, ob es sich um ein Wochenendphänomen handle – so etwas gibt es gar nicht –, blieb sie erst zwei und dann drei Wochen in der Klinik. Dort hatte der Neurologe schon aufgehört, sie zu behandeln. Der Mutter wurde mittlerweile klar, dass sie dieses inzwischen 24-jährige Kind allein und ohne Aufsicht laufen lassen sollte, damit nicht jeder in der Familie sähe, was sie denn nun schon wieder (nicht) kann. Es gab noch eine nette Diskussion zwischen uns, weil Annette gerade ihren Behinderten-Ausweis bekommen hatte – gerade als sie an einem Punkt angelangt war, wo sie unbehindert wieder gehen konnte. Ich schlug ihr vor, ihn zu behalten, ich würde sie darum beneiden – wegen der Parkplätze. Ich fand, es stünde ihr zu, mal etwas zu bekommen, ohne sich dafür anzustrengen. Sie lachte und fand das auch, und außerdem wollte sie nun doch lieber alles ein wenig leicht nehmen und ihr Leben nach ihrem eigenen Rhythmus, also ein bisschen langsamer leben, und dass sie nicht so intelligent sei wie ihre restliche Familie, fand sie auch ganz in Ordnung, und so fort …

Wenn ein junger Mensch bis zu seiner Volljährigkeit – das sind nicht unbedingt die vorgeschriebenen 18 Jahre – gelernt hat, mit sich selbst im Einvernehmen zu leben und sich von seinem Körper beraten zu lassen, immer wenn etwas nicht stimmt, dann hat er und sie eine gute Chance, weiterzukommen. Wie jene Medizinstudentin, die erzählte, dass sie vorher MTA (medizinisch-technische Assistentin) gewesen sei – und zwar gerne. Sie habe aber in ihrer ersten Arbeitsstelle viel Kopfweh gehabt – was sie vorher gar nicht so gekannt habe. Weil die soziale Atmosphäre dort nicht schön gewesen sei, habe sie sich eine andere Stelle gesucht – mit mäßigem Erfolg, die Kopfschmerzen seien nicht weggegangen. Da habe sie noch mal nachgedacht und – wie wir sähen – studiere sie jetzt Medizin und sei sehr zufrieden – ihr Kopf auch.

Was die Entwicklungsknoten betrifft, so können Sie, wenn Sie möchten, die alte Zahlenlogik zugrunde legen, derzufolge die Siebener-Schritte im Leben der Menschen bedeutsam sind: Mit sieben geht man hinaus ins (Schul-)Leben, mit vierzehn ins geschlechtliche Dasein, mit 21 hatte man in früheren Zeiten die Erwachsenenreife erlangt – und dann wurde es erst wieder im Alter von 49 Jahren interessant. Da kommt es nämlich zur Wendezeit – da ist die Lebensmitte erreicht. Dass heute alles ein bisschen schneller geht, verwundert nicht, es handelt sich bei den Siebener-Schritten nämlich um die seelische Entwicklung – während wir bei den Kindern und Heranwachsenden besonders auf ihre kognitive Entwicklung schauen, und da wir die sehr fördern, beschleunigt sie sich – die Geschlechtsreife auch, was möglicherweise mit der üppigen Ernährung zusammenhängt. Die Natur scheint zu denken: Wohlgenährte Mädchen können früher und letztendlich auch mehr Kinder bekommen – daran ist die Natur interessiert, hat aber ihre Rechnung ohne die Pille gemacht. Ob die psychische Entwicklung da mitzieht, sei dahingestellt. Wir merken aber, dass frühes Einschulen der Kinder sich später sehr oft nicht auszahlt, wenn die erforderliche psychische Stabilität nicht da ist.

Mittelalter und Wechseljahre

Wenn man auf psychosomatische Störungen mit Bezug auf das Lebensalter schaut, so fällt auf, dass bei den jungen Erwachsenen in der Karriere- und Familienphase, also wenn es wichtige Dinge zu tun gibt, der Körper gut mitzieht und funktionelle Störungen gut regulierbar sind. Man kann gegensteuern und kommt irgendwie zurecht. Es ist die Zeit der höchsten Vitalität, und wenn die Balance zwischen Eigennutz und sozialer Bezogenheit prinzipiell ausgewogen ist, werden in dieser Zeit die psychosomatischen Symptome durch ausgleichende Aktivitäten oder auch Passivitäten, also Auszeiten, beantwortet und ausgeglichen. Die Einzelnen oder Paare oder Familien wissen, was sie möchten, was sie brauchen, was sie anstreben, was sie sich für ihre Zukunft wünschen – und machen sich munter an die Verwirklichung. Da kann der Körper nicht Nein sagen. Begeisterung, Lust, Hoffnung, Liebe – all das erfüllt ihn mit guter Stimmung, kurbelt seine (Glücks-)Hormon-Produktion an und lässt ihn zu seiner Hochform auflaufen. Das kann viele Jahre anhalten und, wenn sich einer oder eine dabei nicht chronisch übernimmt und noch ein wenig Selbstaufmerksamkeit erübrigen kann, um zu sehen, wie es um ihn oder sie steht, dann werden es, psychosomatisch gesehen, gute Jahre sein.

Dann in den Wechseljahren, die ja vor allem etwas mit den Hormonen zu tun haben – woran man wiederum sehen kann, wie abhängig wir von diesen kleinen Dingern sind –, kann es noch einmal sehr turbulent zugehen. Unterschiedlich bei den Frauen und den Männern wie bei den Mädchen und Jungen in der Pubertät. Es wäre nicht ganz falsch, die Wechseljahre als zweite Pubertät zu bezeichnen, denn nun gerät wiederum einiges durcheinander – körperlich und in der Psyche. Wie in der ersten

Pubertät ist es eine Zeit der radikalen Selbstbezogenheit: Während damals alle begehrten Schätze der Welt herbeigewünscht wurden, und zwar sofort, werden nun das Nichtgehabte und die Verluste bemerkt und betrauert. Bei den Frauen kann das Bewusstsein vom Versiegen der Fähigkeit, Kinder zu bekommen, schmerzhaft sein oder en passant vonstatten gehen. Der Beginn der Wechseljahre kann mit Aufregung oder Gelassenheit registriert werden, und, wenn etwas fehlt oder verloren gegangen ist, ein Kind, die Schönheit der Jugend, die Attraktivität, die Lust am Wettlaufen und Gewinnen, kann das schon arg traurig stimmen. Analog zu den hormonell bedingten und anderen psychischen Verstimmungen schickt der Körper die typischen Beschwerden – und hört nach einiger Zeit wieder damit auf, genauso wie in der ersten Pubertät, wenn sich alles wieder eingependelt hatte. Viele Frauen fangen in dieser Zeit noch etwas Neues an, achten mehr auf sich und beginnen damit, besser für sich zu sorgen, werden unabhängiger von der Meinung anderer und orientieren sich zu sich selbst hin.

Auch Männer fangen in dieser Zeit noch etwas Neues an, nicht so sehr mit sich selbst als mit dem, was sie besitzen wollen. Sie haben den unabwendbaren Drang nach einem neuen Auto, einem neuen Leben, einer neuen Frau, einer neuen Sexualität, so als wollten sie noch einmal von vorne anfangen – was sie oft auch genauso sagen.

Letzthin traf ich in einer Therapiegruppe auf einen pensionierten Lehrer, einen sehr ansehnlichen und sympathischen älteren Mann, der sich zu Wort meldete, als einige Frauen über ihre Wechseljahresbeschwerden berichteten: »Männer haben das auch!« Er erzählte, dass er vor ein paar Jahren eine viel jüngere Freundin gehabt habe und dass das für seine Frau eine schwierige Zeit gewesen sei, aber sie habe ihm verziehen und jetzt sei ihre Beziehung wieder sehr gut. Einige der anwesenden Frauen reagierten verwundert und einige ein wenig abwertend, und da sagte er: »Das war nicht der Sex! Es war ihre Jugend! Es ist schwer, wenn einem die Jugend verloren geht – meine Frau hat das irgendwie verstehen können. Es geht uns doch allen so.« So ist es. Und wenn es denn so ausgeht, mag es ja angehen.

Die erste Pubertät kann man gewissermaßen »aussitzen«, sie findet innerhalb der Familie statt, und deren Kontinuität ist durch pubertierende Jugendliche nur selten gefährdet, bei der zweiten ist das oft nicht der Fall: Da fängt so mancher – auch manche – noch mal »von vorne« an, wobei er oder sie gewachsene Beziehungen und ganze Familiensysteme zerstört, und wenn die Kinder noch nicht in ihrem eigenen Leben und auf eigenen Beinen stehen, kann das für viele der Beteiligten schwerwiegende Folgen haben. Man sagt ja oft, dass manche, wenn sie älter werden, noch was »nachzuholen« haben – mir scheint, dass daran etwas Wahres ist, denn im Laufe des Lebens hat alles seine Zeit. Wenn Eltern sich freuen, dass ihre Kinder während der Pubertät sich überhaupt nicht auflehnen, stattdessen gut angepasst und brav sind und in ihren jungen Jahren nicht über die Stränge schlagen, nichts riskieren und keinen Unsinn treiben, dann ist das fürs Erste sehr angenehm – irgendwann soll es vielleicht nachgeholt werden, und dann ist die zweite Pubertät genau die Zeit dafür.

Dabei ist dieser Übergang, wenn man ihn im Sinne einer Entwicklungsaufgabe betrachtet, dafür da zu merken, dass nun die Wendung nach innen, hin zu den Schätzen der eigenen Seele beginnen soll, nachdem man in der ersten Lebenshälfte die Welt da draußen erobert und für sich vereinnahmt hat.

Lebenswende

Im Zuge der Lebenswende wird es dann noch einmal spannend: Da heißt es die Kurve kriegen. Wohin? Bergab!

Zwar sagen uns die Hirnforscher, dass es mit unserem Großhirn schon ab 20 abwärts geht, mittlerweile hat sich das aber als ein Gerücht erwiesen. Es kommt beim Gehirn wie bei allen anderen Organen darauf an, wie man es benutzt.

Dennoch ist es eine nicht zu verleugnende Tatsache, dass es eine Abwärtsbewegung geben muss, soll sich der Lebensbogen des Menschen vollenden. Wenn dann ein Mensch zu mir kommt und sich beklagt, dass er nicht mehr so weitermachen kann wie bisher – was besonders die erfolgreichen Männer gern täten –, dann erzähle ich immer die *Geschichte von dem Regenbogen.*

Das Leben ist wie ein Regenbogen – manchmal sind seine Farben brillant und dicht, dann ist das Leben in seiner Fülle. Manchmal sieht man ihn kaum, dann ist er durchsichtig und fadenscheinig und die ganze Farbigkeit scheint dahin zu sein. Das sind dann die kargen Zeiten des Lebens, wenn man sich fragt, ob es noch lebenswert ist. Aber wie beim Regenbogen: Es kann sich schnell wieder ändern.

Kennen Sie das Märchen, in dem ein Kind den Regenbogen bestaunt und einer zu ihm sagt: Wenn du an das Ende des Regenbogens kommst, findest du einen Schatz! Und das Kind geht und geht und findet das Ende des Regenbogens nicht – aber unterwegs erlebt es so allerlei.

Dabei stimmt es: Am Ende oder am anderen Ende, dem Anfang des Lebensbogens liegt ein Schatz. Man findet ihn eigentlich nicht, hat ihn aber: Das ist die Geburt und der Tod, an dem einen wie am anderen Ende des Lebens. Wussten Sie eigentlich, dass Regenbögen rund sind? Oben in der Luft, zum Beispiel vom Flugzeug aus, kann man vollendet runde Regenbögen sehen, wenn man Glück hat. Und es steht zu vermuten, dass es sich mit dem Lebensbogen des Menschen auch so verhält.

Nun aber zum Lebensbogen als der Zeitspanne unseres Lebens auf der Erde. Ob wir alt werden oder nur kurze Zeit leben, es ist immer ein vollständiger Bogen. Und ein Bogen hat es so an sich, dass er aufsteigt, sich wendet und wieder abwärts führt. Wenn es vom Zenit des Lebens abwärts geht, finden das die meisten Leute gar nicht gut – wieso eigentlich? Das beruht auf einem Gerücht, das die Alternsforscher ausgestreut haben und das sich in den Köpfen festgesetzt hat: abwärts heißt zunehmend defizitär.

Das kann man auch anders sehen: Wenn einer den Berg hinaufsteigt, dann hat er einen recht eingeengten Blickwinkel.

Er muss sein Ziel im Auge behalten, darf die Richtung nicht verlieren, muss sich einen gangbaren Pfad suchen, aufpassen, dass er nicht abstürzt oder von heimtückischem Steinschlag erwischt wird, den missgünstige Berggeister oder Kollegen auf ihn werfen, kann also kaum nach rechts und links schauen und die Aussicht genießen und muss sehen, wie er vorankommt. Oben erfolgreich angekommen, hoffen wir, dass er ein Hochplateau vorfindet, wo man sich ein wenig ausruhen kann auf seinem Erfolg – da kann er sich gleich den nächsten Gipfel ausgucken und sich wieder und immer noch mal auf den nächsten steilen Weg zu weiteren Erfolgen machen.

Aber: Runter müssen wir immer. Nun also der Abstieg. Wie das klingt – nicht gut, wenn man es auf das eigene Leben bezieht? Aber gemach! Schauen Sie sich erst einmal um – und was sehen Sie? Eine grandiose Aussicht. Langsam schauen! Viele Wege, die hinunter ins Tal führen. Wählen Sie einen leichten, Sie haben es verdient. Gehen Sie leichten Fußes. Suchen Sie nicht den kürzesten Weg wie beim Aufsteigen – nein, wählen Sie den bequemsten. Denken Sie an das Wasser, wenn der Schnee zu schmelzen beginnt. Wie es anfängt, zu rinnen und zu mäandern in kleinen Bächlein hierhin und dahin – obwohl alle Wasser ihren Weg kennen und finden: hinunter ins Tal, in den Fluss und letztendlich ins Meer. Das hat keine Eile. Genießen Sie die Aussicht, wählen Sie Ihre Pfade mit Bedacht und nicht, wie früher nach Effizienz, sondern vielleicht nach Neugier, nach Schönheit, nach ihrem ureigensten Bedürfnis. Jetzt ist die Zeit gekommen, wo Sie nicht mehr schauen müssen, ob die anderen hinterherkommen oder ob Sie eingeholt oder überholt werden. Nun können Sie es sich leisten, Ihren eigenen Rhythmus beim Gehen zu finden – je nach Tagesform und Lust und Laune. Nun auch können Sie verweilen, wo immer Sie mögen, können neue Gegenden erkunden, wo Sie immer schon mal hinwollten, und wenn Ihnen danach ist: fangen Sie Schmetterlinge, vielleicht auch Frösche.

Und während Sie so gemütlich bergab schlendern, werden Sie nach und nach mit dem Gedanken vertraut werden, dass Sie das

Ende Ihres Regenbogens doch eines Tages finden und dass es vielleicht, wer weiß, doch einen Schatz bereithält.

Wie sagen doch alte Leute, meine Großmutter z. B.: »Schätzchen, du weißt doch, das Ende des Lebens ist bestimmt. Es steht schon festgeschrieben in deinem Lebensbuch. Bis dahin kannst du machen, was du willst – es wird dir vielleicht einiges passieren, sterben wirst du nicht. Also würde ich dir raten: volles Risiko voraus. Wenn der Zeitpunkt deines Todes gekommen ist, dann kannst du wieder machen, was du willst – dann wird gestorben, merk dir das. Und willige ein. Denn wer in seinen Tod einwilligt, stirbt leicht. Einwilligen kann man aber nur, wenn man gelebt hat – denn das Leben hergeben kann nur einer, der es auch hatte.«

Nun, wenn der Lebensbogen sich wendet und der Blick sich weitet, kommen auch andere Wünsche und Bedürfnisse hervor: Das noch nicht gelebte Leben meldet sich, damit es seine ganze Fülle gewinnen kann.

Und falls Sie vorhin erschrocken sind, dass das schon mit um die 50 anfängt, so sagen Sie zu sich: gemach, gemach, alles zu seiner Zeit, nun wollen wir zuerst einmal das Hochplateau genießen – aber eines ist gewiss: Der Zenit ist überschritten. Und lassen Sie die Träume der zweiten Lebenshälfte hervorkommen. Sie werden sich wundern: Damit hätten Sie mit dreißig nicht gerechnet.

Genauso, wie das Leben eines kleinen Kindes sich in die Welt hinein entwickelt – leider interessiert sich die wissenschaftliche Entwicklungspsychologie fast nur für die *kognitive* und nicht gleichermaßen für die emotionale und soziale Entwicklung des Kindes –, so geht die Entwicklung im Erwachsenenalter weiter. Für junge und ältere Erwachsene hat die Psychologie fast nur noch therapeutische Ratschläge zur Hand, wie man es hinkriegt, sich den Erwartungen der Ausbilder, des Ehepartners, der Gesellschaft in ihren verschiedenen Strömungen anzupassen bzw. ihnen gerecht zu werden. Jeder Mensch muss sich aber auch wieder aus der Welt hinaus entwickeln. Während anfangs das Hineinwachsen viel Anpassung erforderlich macht, werden nun die einzelnen Menschen individuell – eigenartig –, sie kommen zu sich, wenn es gut geht.

Es stellt sich heraus, wer sie wirklich sind, was sie wirklich brauchen, was sie sich nur wegen der äußeren gesellschaftlichen Anforderungen angetan haben, worauf sie gut verzichten können und worauf keinesfalls. Dass das wiederum eine große Herausforderung ist und ebenso viel, wenn nicht sogar mehr Mut erfordert wie bei den Kindern, liegt auf der Hand. Jetzt zeigt es sich, ob das Krokodilshirn überlebt hat. Es ist aber nicht mehr allein zuständig, sondern gepaart mit all der Lebenserfahrung, einer autonomen – d. h. von äußeren Regeln unabhängigen – Moral und der ganzen souveränen Persönlichkeit, die sich bis dahin im Strom der Zeit entfaltet hat. Diese Zusammenarbeit des Bauches mit dem Großhirn nennt man Intuition. Wenn nach und nach das intuitive Handeln Vorrang gewinnt, dann wird das Gehen leicht. Insofern ist das leichte Gehen nicht nur ein schönes Bild, sondern hat seine Entsprechung in einem Lebensgefühl, das nicht mehr bei jedem Schritt nachdenken oder gar grübeln muss, wie die Entscheidung getroffen werden muss. Man geht dann in traumwandlerischer Sicherheit und kann »die Aussicht« genießen.

Wenn einer aber in dieser Lebensphase denkt: »Jetzt habe ich den Aufstieg geschafft, der Erfolg ist da, die finanzielle Sicherheit auch, jetzt kann alles so bleiben und ich mich auf meinen Lorbeeren ausruhen«, dann hat er sich geirrt, denn sein Organismus passt auf und lässt es nicht zu. Im Klartext: Die Seele hat Interesse an ihrer eigenen Weiterentwicklung und schickt über den Körper, der in wichtigen Angelegenheiten eher auf sie hört und nicht auf Sie, eine Störung, also wieder ein Symptom, das Sie daran hindern wird, so weiterzumachen wie bisher. Aus meiner Sicht haben die meisten Altersbeschwerden genau diese Funktion.

Es gibt nicht wenige Menschen, die dann sagen, jetzt hätte ich es endlich mal etwas gemütlicher haben können, und nun das – naja, das ist eben das Alter. Glaub ich nicht!

Wohlgemerkt, ich spreche hier nicht über schwerwiegende Erkrankungen, sondern über psychosomatische Störungen, die nicht ohne Grund kommen und auch wieder gehen. Dazu erzähle ich ein paar Geschichten.

Zum Beispiel von jenem Patienten, der, schon über 80, überhaupt nicht mehr ruhig schlafen konnte. Er wurde in jeder Nacht mehrmals abrupt aus dem Schlaf gerissen – in den er leicht hineinfand – durch eine ihm ganz unverständliche Panik, er hatte Angstzustände, die er nicht deuten konnte, schwitzte, musste aus dem Bett heraus und umhergehen, was aber nicht viel nützte, konnte sich nur langsam beruhigen und nur schwer wieder einschlafen. Das hatte zur Folge, dass er tagsüber immer müde war und, obwohl ein aktiver Mensch mit geistigen Interessen, auch am Tag nicht gut leben konnte. Dieser Mann war früher ein bekannter und sehr geschätzter Orchesterdirigent gewesen – nun natürlich schon seit geraumer Zeit nicht mehr. Vor ein paar Monaten hatte er einen leichten Schlaganfall gehabt, von dem er sich aber gut erholt hatte – außer einer leichten Gehschwäche war nichts zurückgeblieben. Nun kümmerte sich eine Freundin liebevoll um ihn – eine Frau, die er schon lang kannte, die ihm schon immer sehr zugetan war, jünger als er, intellektuell eine gute Partnerin – er war ihr für ihre Fürsorge außerordentlich dankbar und fühlte sich, besonders seit dem Schlaganfall, auf sie angewiesen. Bei unserem ersten Gespräch gab es überhaupt keinen Hinweis darauf, was das Symptom – Panikattacken in der Nacht – mitzuteilen versuchte. Es musste, wegen der Heftigkeit und Hartnäckigkeit, etwas Wichtiges sein, so viel war klar. Aber was?
Im zweiten Gespräch sagte der Mann, der übrigens ein überaus schöner, lebendiger, geistvoller und charmanter Mann war, dass diese Frau – die er liebte und schätzte und brauchte und nicht verlieren wollte und durfte – sich ihm gegenüber rechthaberisch, zurechtweisend, dominant, scharfzüngig und

demütigend verhielt. Aber er nehme das nicht so ernst, er kenne ja seinen eigenen Wert und nehme es ihr nicht übel, sie habe eine schwere Kindheit gehabt und auch sonst viel Pech im Leben und er selbst sei jetzt eben alt und abhängig und da müsse man so manches in Kauf nehmen und er sei ja vor allem dankbar, dass sie bei ihm sei.
Abends ging die Freundin immer nach Hause in ihre eigene Wohnung – und er sank erleichtert in seinen ersten Schlaf. Dann aber, ein bisschen später, regte sich – weil im Schlaf das vernünftige Großhirn sich zurückzieht – seine Seele, sein Unbewusstes und schrie um Hilfe. Man stelle sich einen Mann vor, der sein ganzes Leben, sicher nicht ohne Grund, alles um sich herum dirigiert hat, der nun im Alter gemaßregelt und zurechtgewiesen wird! Und der sich demütigen lässt, weil er nun alt und schwach ist. Vom Dirigieren zu dirigiert werden – muss das sein? Als ich ihm erklärte, was da los war, erschrak er und sagte: »Ich kann sie nicht wegschicken.« Das wäre auch weder klug noch gut für sie und ihn. Ich gab ihm **das Bild von dem Mantel** mit nach Hause, womit er sich bedeckt halten konnte, sodass nichts mehr ihn im Inneren berührte, was ihn hätte demütigen können. Er konnte die scharfe Stimme und Rechthaberei draußen lassen und – bei sich selbst zu Hause bleibend – humorvoll und freundlich darüber hinwegsehen, bzw. -hören. Als Musikdirigent war er ja besonders empfindlich für und störbar durch Disharmonien. Die Mantel-Strategie klappte gut und sogleich beruhigte sich seine Seele und ließ ihn wieder schlafen. So einfach geht das – manchmal.

Der Mantel ist eine mächtige Schutzmetapher, Sie finden ihn auf der CD.
Wenn Sie dies lesen, so fällt Ihnen hoffentlich der eine oder andere Mensch ein, der in ein Altersheim verfrachtet worden ist und dort ähnliche Erfahrungen machen musste. Und es wird einem auch klar, dass es genau dies ist, was Menschen

dazu veranlasst zu sagen: Ich will zu Hause und mein eigener Herr bleiben – auch wenn man eine Frau ist.

Eine Freundin erzählte mir einmal von ihrer Mutter, die im Schwäbischen wohnte. Als ihr Mann – ein Frühaufsteher – gestorben war, genoss sie es überaus, dass sie selbst nicht mehr so früh Kaffee kochen musste, und blieb jeden Tag lang im Bett. Damit die Nachbarn das nicht merkten, stellte sie den Wecker auf die früher übliche Zeit, zog die Rollos hoch, holte die Zeitung herein, die sie dann gegen Mittag im Bett lesen wollte, und legte sich gemütlich wieder hin.

Wie unerwartet sich Wünsche im Laufe des Lebens ändern können und wie beharrlich so ein Körper verlangt, dass das zur Kenntnis genommen wird, erwies sich kürzlich an einem 58-jährigen Patienten, dem es schon seit Jahren immer schlechter ging: Angefangen hatte es so um die 50 mit einem Wiederaufleben seiner Migräne, die vorher immer nur mal sporadisch aufgetreten war, nachdem sie im Kindesalter, bis zur Pubertät häufig und belastend gewesen war. Bei Jungs ist das häufig so. Im Kindesalter haben ungefähr gleich viel Jungen wie Mädchen Migräneanfälle, im Erwachsenenalter sind es dreimal so viele Frauen. Wenn man annimmt, dass in der Pubertät gerade die Jungs ihrer Wut nach außen Luft verschaffen, ist das sicher eine Teilerklärung dafür (Sacks 2004). Bei dem Patienten waren die Migräneanfälle also zurückgekehrt. Damit aber nicht genug: Er hatte starke Schmerzen im unteren Rücken (Bandscheibe), konnte nicht sitzen, Gelenkprobleme in den Knien (Arthrose) und war so depressiv, dass er sagte: »Mindestens einmal pro Woche denke ich, ich nehm mir einen Strick und häng mich in der Scheuer auf.« Die Scheuer gehörte zu seinem Elternhaus, in dem er, seit die Eltern tot waren, wohnte. Unten sein Sohn mit Familie, oben er mit seiner Frau. Seine Eltern waren noch richtige Bauern gewesen, er hatte das auch werden sollen, war der einzige

Sohn. Zwei Jahre nacheinander war sein Lehrer zu den Eltern gegangen und hatte sie überreden wollen, den Sohn in die Stadt aufs Gymnasium zu schicken, dann gaben sie nach. Er war in der Schule und im Studium erfolgreich, nebenbei half er zu Hause in der Landwirtschaft. Dann bekam er eine gute Stelle in einem Wirtschaftsunternehmen, wo er erfolgreich war und kontinuierlich aufstieg – bis sich etwas veränderte, was er nicht verstehen konnte: Es ging gesundheitlich und beruflich bergab, sozusagen Hand in Hand. Durch den Bandscheibenvorfall und häufige Migränen fiel er immer mal aus, war nicht mehr so belastbar, machte Fehler, die seine Kollegen ausnutzten und gegen ihn wendeten. Als die Knie schlechter wurden, konnte er keine Radtouren mehr unternehmen – eine Aus-Zeit, in der er sich immer gut hatte erholen können. Seine Frau wurde unzufrieden mit ihm, nörgelte. Er sagte: »Sie redet, wo sie eigentlich den Mund halten sollte!«
Als ich diesen Mann zum ersten Mal sah, war er so ziemlich am Ende – und ich als Psychologin war wohl auch das Letzte, wohin sich ein Mensch mit solchen körperlichen Leiden wenden mag, zudem kam er von weither angereist. Er war bleich, hager, eingefallen, im eigentlichen Sinn invalide. Sein Plan war die Frühberentung – nicht als eigener Wunsch, sondern weil es einfach nicht mehr ging. Wenn nichts mehr geht, und eingedenk der greifbaren Nähe des Strickes und der Scheune dachte ich, wie immer in solchen Fällen, an die Bremer Stadtmusikanten: Lasst uns nach Bremen gehen – etwas Besseres als den Tod finden wir allemal!
Ich fragte also diesen Mann, wohin er gehen würde, wenn er könnte, wie er wollte. Da sagte er spontan: »In den Schwarzwald.« Ich fragte ihn weiter: »Jetzt, wo Sie schon ein bisschen älter sind: Was für einer sind Sie eigentlich? Anders gefragt: Wenn Sie könnten, wie sie wollten, wer wären Sie dann?« Er sagte: »Ein autarker Bauer.« »Da ist einer oben im Wald, der lebt ganz für sich – also autark halt. Ich kenn den, ich muss da mal wieder hin und nachsehen, ob es den noch gibt. Der

hat auch eine Quelle, da oben. Wissen Sie, das ist wichtig. Das Wasser. Ich wollte immer einen Teich, dann hab ich mir einen gegraben – hinter der Garage, das müssen Sie sich mal vorstellen! Da hab ich ihn nicht mal sehen können, vom Haus aus. Mittlerweile hab ich ihn wieder zugeschoben. Meine Frau pflanzt da jetzt Gemüse.«

Er war nicht darauf gefasst, dass ich ihn in seinem Wunsch bestärken würde. Und als ich ihm sagte, dass auch für mich ein Garten ohne Teich kein richtiger Garten sei und dass Wasser, je größer, umso besser, auch für mich das Element sei, wo meine Seele immer hinwolle, veränderte sich sein Aussehen: Er lachte, wurde vergnügt, und wir plauderten noch eine ganze Weile über die Zeit, wenn er in seinem Schwarzwald, tief drinnen, als autarker Bauer leben würde – mit den Viechern, die natürlich dazugehören.

Inzwischen habe ich gehört, dass er seinem Job wieder einigermaßen gewachsen ist, noch ein paar Jährchen arbeiten will und offenbar – außer der Ärztin, die ihn an mich überwiesen hat – keinem etwas davon sagt, was er dann vorhat.

Ich hoffe in solchen Fällen, deren es viele gibt, immer, dass der Traum über die Zeit hinwegträgt, dass er nicht verblasst wie ein fadenscheiniger Regenbogen und dass der Mensch schon mal anfängt zu überlegen, wie er ihn, so die Zeit gekommen ist, realisieren wird. Denn das Gute an den echten Wünschen und Träumen ist, dass sie dem Träumer entgegenwachsen, dass sich etwas Passendes ergibt – das Entgegenkommen des Schicksals, wenn es sagt: »Ihr ergebenster Diener«, ist ja sowieso das Beste, was passieren kann. Man muss nicht alles selbst machen.

Das Alter

Zehn mal sieben macht siebzig – jetzt werden wir alt. An den Status als Rentner haben wir uns schon gewöhnt – seit fünf Jahren, vielleicht sind es auch nur drei, wenn die Regierung sich demnächst durchsetzt. Aber zum richtig alt werden haben wir noch viel Zeit – heutzutage. Da lohnt es sich, einmal genauer hinzuschauen, wie das gehen kann, denn jetzt sind wir ganz besonders darauf angewiesen, dass unser Körper uns nicht im Stich lässt. Und er ist darauf angewiesen, dass er nicht im Stich gelassen wird! Jetzt geht es ganz besonders um eine gute und innige Beziehung – mit wem? Mit sich selbst. Wie ich weiter oben schon sagte: Man kann sich nur in Frieden trennen, wenn man es (einigermaßen) gut miteinander hatte, wenn die gegenseitigen Bilanzen (einigermaßen) ausgewogen sind und man sich nicht zu viel schuldig geblieben ist.

Alte Ehepaare versuchen manchmal, ihre Beziehungsbilanz auszugleichen, wenn sie den Eindruck haben, dass einer dem anderen etwas schuldig geblieben ist.

☞ *Ich traf so ein Paar vor längerer Zeit und war verwundert darüber, mit welcher Demut der Mann seine Frau überallhin begleitete, ihr auf die Beine und ins Auto half, dort geduldig wartete, bis unsere Therapiestunde zu Ende war, sie etliche Male »in die Kur« brachte, dort bei ihr blieb, obwohl es ihm überhaupt nicht zusagte, und so fort.*
Als ich ihn einmal am Telefon fragte – er selbst nahm keine Beratung in Anspruch –, ob ihm das nicht manchmal zu viel sei, sagte er sehr bestimmt, dass das nicht die (richtige) Frage wäre: Er habe bei seiner Frau etwas gutzumachen. Sie habe ihn, zu einer früheren Zeit, als es ihm sehr schlecht gegangen sei, er depressiv war und auch getrunken habe, nicht verlassen, habe zu ihm gestanden, und nun, da es ihr schlecht gehe, sei er eben dran – er mache das gern. Seine Frau, die ich darauf auch ansprach, sagte, fast wörtlich, das Gleiche.
Es dauerte einige Jahre, bis die Schuld abgetragen war und sich beide zusammen ihres gesicherten und wohlhabenden Daseins erfreuen konnten – das begann mit einer großen Kreuzfahrt, die sie wollte und er ebenfalls genoss. Da begannen die erheblichen und behindernden Beschwerden der Frau, die vorher den großen »Betreuungsaufwand« erfordert

hatten, abzuklingen. Wahrscheinlich hatten sie beide darauf vergessen, und so konnten sie aus ihrer Bilanzierungsdynamik unversehens aussteigen.

Das Wort »Betreuung« hat in diesem Alter ja einen besonderen Stellenwert, man schließt dafür schon in ganz jungen Jahren eine Versicherung ab für die »Pflege« oder kauft sich gleich eine Wohnung für »betreutes« Wohnen, und so ist es kein Wunder, dass viele ältere Leute und deren Kinder sich immer mal wieder fragen, wie das denn werden soll, wenn die Mama oder der Papa betreut und gepflegt werden müssen. Die Meinungen zwischen beiden Parteien gehen da häufig sehr auseinander.

Mein Nachbar, ein ansehnlicher und charmanter Mann von über neunzig, der jeden Tag gegen Mittag wohl gekleidet, mit einem kleinen am Handgelenk baumelnden Täschchen das Haus verließ und in die Stadt ging – zu Fuß: er brauche Bewegung! –, um dort seine langjährige Freundin zu treffen, dieser Mann war ständig gefährdet, von seiner Tochter in die bei ihr schon bereitstehende Einliegerwohnung abtransportiert zu werden. Es grauste ihm davor, er lebte gern »für sich«, und außerdem konnte er seinen Schwiegersohn nicht leiden. Der war mittlerweile auch schon an die siebzig und ein starrköpfiger Mensch, was ja eigentlich nur seine Frau etwas anging – mein Nachbar sagte: Das geht **mich** *nichts an. Nun hatte dieser alte Mann hin und wieder gewisse altersbedingte Beschwerden, war manchmal, also vorübergehend, verwirrt, fand seine Schlüssel nicht mehr oder traf nicht das Schlüsselloch, und jedesmal sagte er zu mir oder ich zu ihm: »Sagen Sie nichts meiner bzw. Ihrer Tochter!« Wenn ich die Tochter traf, die einmal in der Woche nach ihm sah und seine Wohnung putzte, sagte sie: »Es wäre so viel einfacher, wenn er endlich bei uns wohnen würde, dann würde ich sehen, wie es ihm geht.« – Er sagte: »Dann hätte sie mich unter Kontrolle.« Eines Tages, da war er 96, verfrachteten* *sie ihn, als er gerade wieder einmal einen schwachen Tag hatte, ins Auto und fuhren davon – ich bin heute noch ganz traurig, wenn ich daran denke. Als die Tochter seine Wohnung ausräumte, sagte sie: »Das ist jetzt natürlich schade, seine Freundin haben sie in ein Altersheim in der Südpfalz gesteckt, da können sie sich gar nicht mehr sehen ...« Mein Nachbar ist dann bald gestorben.*

Ich denke oft: Junge Leute können es sich leisten, krank zu sein und dann wieder gesund und dann wieder krank, so geht es das ganze Leben lang. Alte Leute können sich das nicht leisten, sie werden ins Krankenhaus gebracht, und sogleich wird die nächste Etappe geplant und ein Heim gesucht, wo sie dann in einem Zimmer sitzen oder liegen und warten.

Manche, die es gern haben, wenn andere sich um sie kümmern und sie pflegen, vielleicht, weil es da auch eine unausgeglichene Bilanz von kümmern und gekümmert werden gibt, kommen damit gut zurecht – für andere ist es der reinste Horror. Da kann man nur raten: Bald nach dem siebzigsten Geburtstag, falls man ihn einigermaßen lebendig erreicht, darüber nachdenken, auf welche Weise man ganz konkret den Rest seines Lebens verbringen möchte – gepflegt werden eingeschlossen, falls das eine Option wäre. Und sich umsichtig auf den Weg dahin machen. Es nützt allerdings nichts, sich in jungen Jahren darüber schon mal Gedanken zu machen, weil man da noch gar nicht absehen kann, wer man sein wird und was man für Bedürfnisse haben wird, wenn man alt ist – ich weiß, wovon ich spreche. Man selbst und die eigenen Wünsche verändern sich in unabsehbarer Weise, sodass man sich nur wundern kann. Viele Frauen, die immer behauptet haben, sie würden niemals werden wie ihre Mutter, stellen nun, nicht nur wenn sie in den Spiegel schauen, auch bei bestimmten Gesten, Gewohnheiten und sogar Ansichten(!) fest, dass sie ihr ähnlich geworden sind, und finden das nicht einmal so furchtbar, sie hören sich Sprüche ihrer Vorfahren, die sie in der Kindheit gehört und schon lang vergessen hatten, selbst sagen und entwickeln Vorlieben, die neu sind. Insofern ist das Leben im Alter voller Überraschungen, und wenn man den Bedürfnissen des Körpers und der Seele – die nun noch inniger zusammenleben – nachhört und nachgibt, ist das hohe Alter eine gute Zeit.

Es ist die Zeit, in der der alte Mensch langsamer wird, seine Eigenarten entwickelt, eigenbrötlerisch wird, bedächtig seine Marotten kultiviert, einen täglichen Zeitrhythmus hat, der nicht gestört werden darf, und sich seinen Liebhabereien hingibt. Letzthin sprach ich mit einem alten Klinikarzt, der früher ein hoch disziplinierter und gestrenger Chef war, und fragte ihn, was er denn jetzt so mache. Er sagte: »Mir geht es gut. Morgens brauch ich lang, bis ich auf den Beinen bin. Da lasse ich mir Zeit, während meine Frau laufen geht. Dann gehe ich in meinen Garten. Mein ganzes Arbeitsleben habe ich mir gewünscht, ich könnte morgens in meinem Garten arbeiten. Dann esse ich zu Mittag, meine Frau kocht. Dann schlafe ich ein Stündchen, und dann spiele ich Klavier – ich sage Ihnen: das ist ein Leben!«

Von einem anderen, über neunzigjährigen Mann habe ich schon in einem früheren Buch erzählt. Ich traf ihn im Zug, da war ich selbst noch recht jung. Er hielt die Abteiltür auf und sagte: »Kommen Sie rein, ich brauch ein bisschen Gesellschaft.« Nachdem er sich einen Zigarillo angezündet hatte – sonst gehe ich nie in Raucherabteile, heute gibt es die auch gar nicht mehr – und mit Erstaunen erfahren hatte, dass er in der nächsten Woche beabsichtige, mit dem Auto nach Spanien zu fahren, fragte ich ihn, wie man es hinbekäme, noch so schöne funkelnde Augen zu haben, wenn man so alt wäre wie er. Er sagte allen Ernstes: »Gnädige Frau, das kann ich Ihnen sagen. Fangen Sie an, möglichst nur noch an solchen Sachen zu arbeiten, für die Sie sich interessieren. Und verbringen Sie mindestens drei Monate im Jahr am Meer.« – Das war ein guter Rat! Dann stieg er aus, nicht ohne mir gedankt zu haben, dass ich ihn nicht vom Rauchen und vom Autofahren abzubringen versucht hatte – bei seinem Alter.

Was ich damit sagen will? Wir sollten dem hohen Alter wieder mehr Respekt entgegenbringen. Und zwar nicht in der althergebrachten Weise, dass wir meinen, die Alten könnten die Jungen beraten, wie sie leben sollen. Das können sie nicht, weil die Welten, in der die Generationen leben, einander völlig unähnlich sind. Aber dennoch in der Hinsicht, dass jedes Alter seine Besonderheiten und seine Schönheit hat.

Dann könnten alte Menschen stolz sein auf ihre eigenen Lebensformen, müssten sich nicht mit den Jungen vergleichen und messen, bräuchten sich nicht zu verstecken. Sie könnten die Jungen manchmal um eine definierte Hilfestellung bitten, ohne gleich befürchten zu müssen, betütelt und dominiert zu werden. Und könnten vielleicht sogar in aller Würde nach und nach in eine geistige Welt-Abgewandtheit hineingleiten, die die Jungen, wenn sie sie bemerken, viel mehr fürchten als die Alten selbst. Sie könnten es sich leisten, mehr und mehr der geschäftigen Welt abhandenzukommen und einzutauchen in das stetige Kommen und Gehen der Jahreszeiten, des Tages und der Nächte, der Wellen am Meer, und zuschauen, wie die Pflanzen vor dem Fenster auf eine ganz natürliche und selbstverständliche Weise verwelken und vergehen. Und sich freuen an den Kindern, den Tieren, der Schönheit der jungen Menschen – denn, was diese nicht wissen und sich überhaupt nicht vorstellen können: Auch die ganz Alten waren einmal jung! Vor langer Zeit.

2. Gegensätze und Balance

Die Welt ist voller Polaritäten – das ist allenthalben sichtbar: oben und unten, Berg und Tal, hinten und vorne, Vergangenheit und Zukunft, hell und dunkel, Tag und Nacht – und die Übergänge dazwischen. So erleben wir die sichtbare Welt und den pendelnden Rhythmus von einem zum anderen. Da wir in der Zeit leben, befinden wir uns im Hier und Jetzt immer an einem bestimmten Punkt: hier *oder* dort. Und doch ist das nicht ganz richtig: Die Welt ist ihrem *Wesen* nach gegensätzlich, das eine schließt das andere ein, ohne das eine gibt es das andere nicht und umgekehrt: Man könnte nicht von einem Berg sprechen, wenn da kein Tal wäre. Oder von einer Mutter, einem Vater, wäre da kein Kind. Nicht von einer Außenwelt ohne Innenwelt – sie gehören zusammen. Deshalb kann man auch nicht zwischen den Gegensätzen wählen und sich für einen Pol entscheiden: kein *entweder – oder*. Stattdessen ein *sowohl – als auch*, was für uns westliche Menschen, die wir mit der aristotelischen Logik groß geworden sind, nicht leicht zu schlucken ist. Bei uns heißt es: Entscheide dich, du musst doch wissen, was du willst. Die gesamte Natur und unser eigenes Naturell belehren uns, dass das nicht geht – zumindest nicht auf Dauer. Auch die Wahrheit trägt auf ihrer Rückseite den Zweifel mit sich herum.

So ist es auch mit dem Unwillkürlichen und dem Willkürlichen, dem Es und dem Ich, dem Fühl-Wesen und dem Denk-Wesen im Menschen, um mit Luc Ciompi (1982) zu sprechen. Diese Doppelnatur des Menschen will zur Geltung kommen.

Was passiert, wenn wir in eine Richtung vereinseitigen, ist auf den vorhergehenden Seiten beschrieben worden. Wir werden krank, oder zumindest geht es uns schlecht.

Da wir in Zeit und Raum existieren, drücken sich auch die Gegensätze zeitlich und räumlich aus, in wechselnden zeitlichen und räumlichen Rhythmen. Und sie verschieben sich im Laufe der Zeit, d.h. unserer Lebenszeit, wie wir im vorigen Kapitel gesehen haben.

Und so zog sich bis hierher der immer gleiche Gedanke wie ein roter Faden durch das Buch: Alles Lebendige hat seine Eigenschwingung, einen Rhythmus, ein Auf und Ab, Hin und Her, Kommen und Gehen – das jedoch in einer verträglichen Balance gehalten werden muss, und zwar von den lebendigen Systemfunktionen selbst – auch gegen widrige Einflüsse von außen. Wir haben gesehen, dass deutliche oder lang andauernde Imbalancen Funktionssysteme aus dem Tritt, aus der Ordnung bringen – woraus psychosomatische Symptome und Erkrankungen entstehen können.

Schon die klassische Medizin spricht von Homöostase, also einem Gleichgewicht als Grundlage für Gesundheit. Daraus wurde oft geschlossen, dass es sich da um einen anzustrebenden mittleren, ausgewogenen Zustand handeln sollte. So etwas wie geordnete Gleichförmigkeit.

Die würde aber so manchem Menschen als Lebenskonzept überhaupt nicht zusagen. Besonders wenn man jung ist, denkt man, das sei eher etwas für alte Leute – zu Recht! Das Leben in Extremen: hoch hinaus, z.B. auf die höchsten Gipfel der Berge und der Extase, und steil hinab z.B. beim Bungie-Springen ist für die Jungen höchst reizvoll.

Manche Menschen, die psychisch unter dem Druck starker Gegensätze leben, z.B. mit einer bipolaren Störung, die von einer tiefen Depression in eine manische Phase – im Sinne des absoluten Hochgefühls – wechseln, sind sehr oft nicht einverstanden, wenn ihr Lebensgefühl chemisch nivelliert wird. Sie sagen dann: Das bin nicht ich. Aber auch in den ganz normalen Stimmungen finden sich solche extremen Wechselbäder: himmelhoch jauchzend – zu Tode betrübt.

Eine andere psychopathologische Diagnose mit großen Gegensätzen ist die Borderline-Störung, die als Beziehungsstörung unter anderem dadurch gekennzeichnet ist, dass immer wieder unbedingte Liebe in abgrundtiefen Hass umschlägt.

Einen ähnlich massiven Umschlag von einem Extrem in das andere, allerdings auf neuronaler Ebene, haben wir beim Migräne-Anfall erörtert.

Kein Wunder also, dass sich viele Leute, wenn sie so etwas in ihrem sozialen Umfeld erleben oder den Verdacht haben, sie seien selbst in der einen oder anderen Richtung gefährdet, lieber ein wohl geordnetes und mittelmäßiges Leben wünschen – ohne besondere Höhen und Tiefen. Der homöostatische

Gedanke legt das nahe. Genauso, wie man ein autoregulatives Heizsystem auf eine mittlere Temperatur einstellt, wobei die Heizung in Feedbackschleifen sich selbst reguliert: Wird es draußen wärmer, wird die Heizung kühler, und umgekehrt – man nennt das negatives Feedback. Bei positiven Aufschaukelungsprozessen, im Sinne eines positiven Feedbacks, oder »mehr desselben«, würde die Heizung überhitzt oder unterkühlt. So ist das auch in den lebenden Funktionssystemen, ebenso wie in der kleinen und großräumigen Ökologie. Überschießende Reaktionen müssen auch da immer mit gegenläufigen Bewegungen beantwortet werden. Bei allen komplexen, aufeinander abgestimmten Funktionsabläufen ist das so – auch in unserem Organismus.

Und doch gibt es da einen qualitativen Unterschied zu dem, was man einen Menschen nennt. Der ist zwar auch vielen Automatismen unterworfen – aber eben nicht durchgängig, da er ein Bewusstsein hat. Und das Bewusstsein, das mit dem Denken gleichgesetzt wird, versucht nicht nur, das komplexe Funktionsgefüge zu verstehen, sondern auch, es zu beherrschen. Dabei folgt es bewährten – im besten Fall wissenschaftlich abgesicherten – Regeln und Normen und fühlt sich mächtig und als Herr im eigenen Haus. Sowohl in der großen Ökologie der Umwelt wie in der kleineren Ökologie der eigenen Person hat sich das vielfach als eine Sackgasse erwiesen. Es gibt gute und schlechte Hausherren – man erkennt sie daran, wie sie mit ihren Knechten und Untergebenen umgehen. Nicht wenige Leute halten ihren eigenen Körper für einen Dienstboten, benutzen ihn für ihre Zwecke, behandeln ihn gerade so weit gut, dass er ihnen zu Diensten sein kann, versklaven ihn hin und wieder und wundern sich, wenn er sich dagegen auflehnt.

Deshalb habe ich mich in diesem Buch immer wieder zugunsten der autoregulativen, d.h. unwillkürlichen, Funktionen eingesetzt, um ihnen zu mehr Recht zu verhelfen. Aber eben nicht ausschließlich und auch nicht vorrangig, obwohl sie natürlich Vorrang haben, weil sie grundlegend sind. Da wir aber Menschen sind mit einem normenorientierten Bewusstsein, ist auch dieser Instanz Respekt und Gehör geschuldet.

Man muss nun fragen, wie eine gute Balance zwischen unserem Fühl-Wesen, anders gesagt dem Krokodil, und dem Denk-Wesen, der Rationalität, gelingen kann. Zunächst einmal müssen wir ihre Doppelnatur akzeptieren – eines ohne das andere geht nicht. Insofern ist es geboten, beiden Raum zu geben. Man nennt das polare Integration. Wenn aber die Gleichzeitigkeit, die eine Kunst ist, Lebenskunst nämlich, nicht gelingt, so haben wir doch eine ganze Lebenszeit, um jedem Pol seine Zeit und seinen Raum einzuräumen, damit letztendlich etwas Ganzes daraus werden kann.

Was also tun? – Zu sich kommen!

Nun, nachdem Sie sich ausführlich mit dem Zusammenhang zwischen dem Körper, seiner Seele und sich selbst beschäftigt haben, werden Sie fragen: Was soll ich also *tun* bzw. *machen*?

Das ist eine berechtigte, wenngleich falsche Frage. Sie haben schon so viel getan – hören Sie nicht damit auf, aber tun Sie noch etwas anderes dazu, nämlich das Gegenteil von machen – wegen der schon oft erwähnten Ausgewogenheit, sprich Balance. Was ist das Gegenteil von Tun? Nichts tun? Faulenzen? Entspannen? Abhängen, chillen? Alles richtig.

Man könnte aber auch sagen: *Das Gegenteil von Tun ist Sein.* Dann können Sie tun, was Sie mögen, wenn Sie dabei spüren, dass Sie da sind. Also Ihr Da-Sein spüren. Wenn Sie bei sich sind.

Und wie macht man das? Seit Neuestem nennt man das: Achtsamkeit. Das kommt aus der östlichen Meditationspraxis und ist uralt. Haben wir jetzt auch entdeckt und uns angeeignet (siehe dazu das sehr nützliche Buch von Jon Kabat-Zinn 2006).

Das pure Da-Sein ist das Natürlichste von der Welt, kommt in der Natur dauernd vor und hat überhaupt keinen Zweck – Sinn hat es allerdings schon. Wenn man in diesen Zustand geraten möchte, aber nicht gerade Zeit hat zu meditieren, dann empfehle ich: *Langsam schauen!* Wenn Sie zufällig irgendetwas sehen, wenn Ihr Blick auf etwas fällt – lassen Sie ihn ein wenig länger darauf ruhen, als Sie das sonst tun. Nehmen Sie das, was Sie da sehen, richtig wahr. Lassen Sie es auf sich wirken, in Ihrem Inneren eine Resonanz entstehen, bis Sie den wahrgenommenen Gegenstand aufgenommen haben und in sich spüren.

Letzthin sah ich auf meiner Terrasse zwei Schnecken, solche mit hellen Häusern, Weinbergschnecken, die gibt es überall. Aber vermutlich hat es mich überrascht, dass sie mitten in der Sonne verweilten, obwohl sie das sonst ja nicht tun. Sie waren zu zweit – und paarten sich – lang und breit. Soll heißen, sie waren beide aus ihren Häusern herausgekommen, hatten sich mit ihren Unterseiten eng aneinandergeschmiegt und wiegten sich langsam hin und her. Ein Bild sanfter, weicher Zärtlichkeit.

»Aha!«, sagt da mancher psychologischer Forscher: »Zärtlichkeit bei der Schnecke! Welch ein Antropomorphismus!«

Nein, sage ich: Nicht um die Zärtlichkeit der Schnecke geht es hier – sondern um die eigene! Es geht darum, was das, was uns begegnet, in uns selbst auslöst. Der erste Impuls meines Gärtnergehirns wäre wohl gewesen: Drauftreten! Gleich zwei auf einmal erwischt!

Meine Mutter hat vor vielen Jahren einmal in einem solchen Impuls einer Schlange, die sich auf ihrer Gartentreppe sonnte, mit ihrem Spaten den Kopf abgeschlagen – danach setzte sie sich auf die Stufe und weinte bitterlich –, und bis heute hat sie sich diese spontane, aus dem ersten Schreck geborene Handlung nicht verziehen. Sie sagt immer noch: Stell dir vor, die Schlange, die Hüterin meines Hauses, die hab ich erschlagen!

So geht es oft. Also lieber ein wenig länger hinschauen! Das nennt man auch: jemandem oder einer Sache Respekt erweisen – respicere heißt noch einmal hinsehen.

Wenn ich sage, dass man auf diese Weise zu sich kommen kann, so ist das eigentlich ein Paradox. Denn man selbst, im Sinne des willkürlichen Ich, ist dann gar nicht mehr da. Man ist eigentlich nirgendwo, nicht im Raum, nicht in der Zeit, eben nirgends. Dennoch ist etwas da, nämlich Resonanz und Verbundenheit, die spürbar sind.

Das ist es, was Menschen meinen, wenn sie sagen, sie lieben es, am Meer zu sein. Sie sitzen da und schauen und nehmen das Meer – aus dem sie ja zu ziemlich vielen Prozenten selbst bestehen – in sich auf. Oder die Berge, oder die Weite des Himmels oder des Landes, oder das Sein eines Baumes, eines Kindes oder eines Gefährten. In diesen Gefilden ist die Seele zu Hause.

Deshalb: Wenn Sie etwas für sich tun wollen, dann gehen Sie im Geiste öfter einmal dorthin, wo Ihre Seele wohnt.

Zur Unterstützung finden Sie dazu eine Übung auf der CD.

Abschließend sei allen, die des Öfteren einmal an psychosomatischen Störungen leiden, Trost und Ermutigung zugesprochen. Beginnen will ich aber mit einem Kompliment an Ihren Körper – der in der hier benutzten Diktion all das Unwillkürliche umfasst, was in uns wirkt, und seine eigenen Wege geht. Dieser Körper ist klug, er merkt, was los ist, und das Beste: Er spricht Sie an. Zwar durch ein Symptom, also oft nicht so nett, aber immerhin: Wir leben ja schließlich in einer Kommunikationsgesellschaft. Zuerst einmal redet man miteinander, bevor man sich trennt – so was wie Paartherapie –, das hat noch nie geschadet. Falls ein Körper, zum Beispiel einer, der mit einer robusten Person zusammenlebt, aus Erfahrung weiß, dass seine Symptomsprache sowieso nicht gehört wird, oder wenn er sich gar davor fürchtet, gleich mit einem Chirurgenmesser traktiert oder mit Chemie zugedröhnt zu werden, könnte es nämlich sein, dass er das Verhandeln aufgibt und seinen Bewohner gleich richtig ruiniert oder sich ultimativ von ihm trennt. Auf lange Sicht behält der Körper immer die Oberhand. Seien Sie also zufrieden, wenn Sie einen haben, der sich bei Gefahr meldet, auch wenn Sie in Ihrem sozialen Umfeld als »Sensibelchen« verschrien sind. Für einen Mann ist es manchmal nicht angenehm, wenn er unter den robusten Zeitgenossen als Weichei gilt – seien Sie froh darum.

Die Ermutigung geht in folgende Richtung: Hören Sie auf Ihre innere Stimme, folgen Sie Ihren Sehnsüchten und Träumen. Die werden Sie sicher und gesund in die Zukunft geleiten. Bleiben Sie in Kontakt mit den leisen Zeichen, die Ihr Körper Ihnen sendet. Kommen Sie ihm entgegen, wenn er etwas dringend braucht. Vertrösten Sie ihn auf später, wenn es Ihnen gerade nicht passt, halten Sie, was Sie ihm versprechen. Wenn Sie das tun, werden Sie merken, dass sich diese Haltung auch auf andere Beziehungen überträgt, und das kann nicht schaden. So wünsche ich Ihnen ein gedeihliches und freundschaftliches Zusammenleben mit Ihrem Körper und noch ein paar anderen Leuten.

Literatur

Bauer, J. (2007): Warum ich fühle, was du fühlst. Intuitive Kommunikation und das Geheimnis der Spiegelneurone. München: W. Heyne

Ciompi, L. (1982): Affektlogik: Über die Struktur der Psyche und ihre Entwicklung. Stuttgart: Klett-Cotta

Dürr, H.-P. (?): Wir erleben mehr, als wir begreifen. Freiburg: Herder

Egle, U.T., Hoffmann, S.U., Joraschky, P. (Hrsg.) (2004): Sexueller Missbrauch, Misshandlungen, Vernachlässigung: Erkennung, Therapie und Prävention der Folgen früher Stresserfahrungen. Stuttgart: Schattauer

Gadamer, H.G. (1993): Über die Verborgenheit der Gesundheit. Frankfurt am Main: Bibliothek Suhrkamp, Band 1135

Groddeck, G. (1984, Erstausgabe 1923): Das Buch vom Es. Psychoanalytische Briefe an eine Freundin. Frankfurt am Main: Fischer TB

Kabat-Zinn, J. (2006, Ersterscheinung 1990): Gesund durch Meditation. Das große Buch der Selbstheilung. Frankfurt am Main: Fischer TB

Neubauer, E., Zahlten-Hinguranage, A., Schiltenwolf, M., Buchner, M. (2006): Multimodale Therapie bei chronischem HWS- und LWS-Schmerz. Ergebnisse einer prospektiven Vergleichsstudie. Manuelle Medizin 44: 397–404

Pöhlmann, K., Tonhauser, T., Joraschky, P., Arnoöd, B. (2009): Die Multimodale Schmerztherapie Dachau (MSD). Daten zur Wirksamkeit eines diagnoseunabhängigen multimodalen Therapieprogramms bei Rückenschmerzen und anderen Schmerzen. Schmerz 23: 40–46

Sacks, O. (2004, Ersterscheinung 1992): Migräne. Reinbek: Rowohlt Taschenbuch

Seemann, H. (2002): Unter Mitarbeit von Jutta Schultis und Babett Englert. Kopfschmerzkinder. Migräne und Spannungskopfschmerzen verstehen und psychotherapeutisch behandeln. Reihe Leben lernen 150. Stuttgart: Klett-Cotta

Seemann, H. (2008): Der Organismus ist intelligent – Er hört am liebsten auf Bilder. Eine hypno-systemische Sicht psychosomatischer Störungen. In: Hypnose. Zeitschrift für Hypnose und Hypnotherapie. Tübinger Studien. Band 3 (1 & 2), München: MEG-Stiftung, S. 149–162

Seemann, H. (2009, Ersterscheinung 1998): Freundschaft mit dem eigenen Körper schließen. Über den Umgang mit psychosomatischen Schmerzen. Reihe Leben lernen 115. Stuttgart: Klett-Cotta